生命，因閱讀而大好

愛着アプローチ
医学モデルを超える新しい回復法

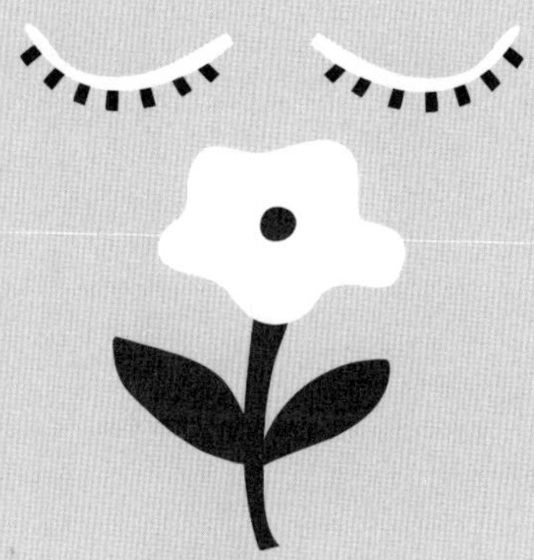

依戀，情感關係的溫柔解方

情感支持 & 建立安全堡壘，超越醫學觀點的復原之路

日本知名精神科醫師
岡田尊司 ＿＿＿ 著　　**邱香凝** ＿＿＿ 譯

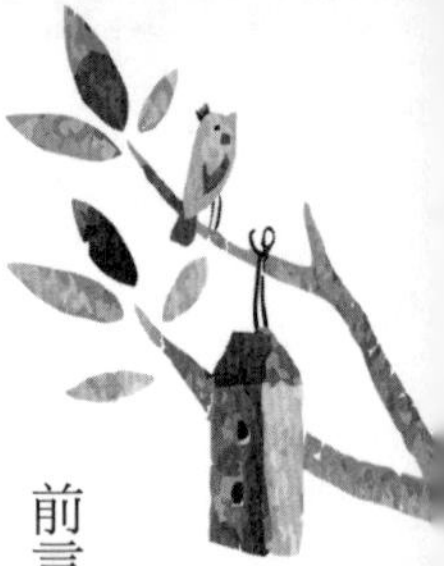

前言／

面臨醫學無法治療的問題時

你正為了什麼問題苦惱呢？可能是自己的問題，也可能是子女或伴侶的問題，又或者正為職場上的人際關係或工作不順而煩惱。

若是子女的問題，筆者經營的診所和諮商中心也經常接到類似的諮詢，問題內容包括拒絕上學、繭居不出、發展障礙的問題、電玩或手機成癮的問題、學習上的問題，或是成績不振、拔毛癖、選擇性緘默症（在人前說不出話的狀態）、腸躁症等反應心理壓力的生理問題，以及割腕、家庭內暴力和反社會違法行為等。

至於成人的諮商案例則多半是職場壓力、育兒壓力導致的憂鬱、焦慮或人際關係問題、身心症、發展障礙及人格問題、繭居或就職問題、各式各樣的成癮症、親子關係、夫妻關係、戀愛問題（無法戀愛也包括在內）等。

在這些問題中，能透過診斷獲得治療，走醫學途徑有效治癒的案例相當有限。就連頻繁出現憂鬱情緒的人，也只有極少數符合醫學觀點上的「憂鬱症」，更多是屬於適應障礙，也有牽涉到發展障礙問題及人格障礙問題的。像這樣的情形，即使做了對「憂鬱症」的治療，也有很多不但無法改善症狀，反而陷入更嚴重的倦怠甚至惡化的案例。讓「非憂鬱症狀態患者」服用憂鬱症藥物，其實很容易產生這種後果。在一個實驗中，以「服用抗憂鬱藥物組」和「服用偽藥組」做對照，竟然出現「『服用偽藥組』改善症狀的效果更好」這種令人笑不出來的結果。事實上，據說只有彰顯藥效的研究才會對外發表，要正確評斷藥效並不是一件容易的事[1][2]。

1 Cuijpers, P., Turner, E. H., Mohr, D. C., Hofmann, S. G., Andersson, G.,. Berking, M., & Coyne, J., "Comparison of psychotherapies for adult depression to pill placebo control groups: a meta-analysis." Psychol Med. 2014 Mar;44(4):685-95.

2 Naudet. F., Millet, B., Charlier, P., Reymann, J. M., Maris, A. S., Falissard, B., " Which placebo to cure depression?" Athought-provoking network neta-analysis." BMC Med 2013 Oct 25 ;11:230.

就連憂鬱症這種比較容易站在醫學觀點判斷的問題都如此了，其他靠醫學觀點更不容易判斷的問題或界定標準更模糊，連稱不稱得上疾病都難以確定的問題，自然更無法靠醫學觀點解決了。

就拿常見的「拒絕上學」和「電玩成癮」案例來說，各位或許已經知道，即使對這類案例做出醫學上的診斷，並根據診斷結果進行治療，仍幾乎沒有案例因此獲得改善。想要改善這類案例，往往得牽涉到其他更重要的問題。

接著看發展障礙的案例，即使部分症狀能靠藥物療法奏效，但光是這樣並無法根本改善問題，更別說藥物完全無效的案例亦不少見。反而是在不用藥的情形下，光靠周圍的人應對態度的改變，就能大幅改善案主行動上的問題及適應狀況。

再談到割腕及違法行為，這已完全不是醫學觀點能解決的問題了。比起治療，改善的關鍵另有其他。

繼續看成人的問題，能靠醫學觀點有效處理的只是極少數的一部分。正如前面稍微提過的，連「憂鬱」都有藥物治療的極限，更好的做法應該是改善職場環境、調節工作負擔等處理方式。至於親子關係或夫妻關係的問題，醫學更是完全沒轍，就算想找醫療機構商量，下場多半是吃閉門羹。

站在醫學觀點進行診斷時，是以大多數疾病的種類及其診斷基準來判斷各種症狀與問題。只要符合診斷基準，就能判斷為該疾病（障礙），再提出已經證實對這類疾病或障礙有效的治療。在現代，主要疾病的診斷基準和治療方針皆已確立，有些疾病甚至連治療步驟都有具體的規範。醫學觀點在這些疾病的領域內確實可以充滿自信，大展雄風，有效率地完成治療工作。

醫學觀點最早打贏的一場大勝仗，是在面對傳染病的戰場上。舉例來說，只要診斷出引起肺病的原因是感染了肺結核菌，那麼只要給予病患有效的抗生素就能根治。此外，一旦找出一型糖尿病的原因在於人體無法製造足夠胰島素，只要採取補充胰島素的治療方式，就能拯救大多數病患的性命。未來，更有可能靠基因治療恢復患者本身製造胰島素的機能，藉此根治疾病。

屬於「單一病因」且已找出「患病成因」的疾病，在醫學上屢屢可見驚人治療成效。這正是醫學觀點的真髓，也是醫學治療的可貴之處。

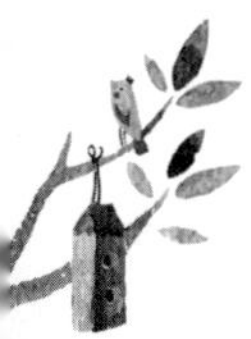

然而，並非所有問題都能如此迎刃而解。最大的原因，固然在於許多疾病尚未完全釐清病因，卻也和問題的本質脫離不了關係。許多問題的形成不是單一成因，不像「單純擊退結核菌就能治療肺結核」那麼簡單，因此無法輕易克服。就算將來基因治療普及化，這種療法仍有其極限。這是因為，眾多疾病成因中也包括了「環境因素」。

現實中的許多問題或障礙，即使已有完善的診斷基準，也以醫學之名做出診斷，但仍無法看出明確的療效，很多時候，連有沒有效果都很難說。

即使是身體疾病都會遇到這種狀況了，更何況是精神問題或行為問題，這些問題大多由多種成因引發，只有極少數的例子能靠醫學觀點發揮真正療效。愈是棘手的問題，其背後成因愈是複雜多樣，光靠醫療也束手無策。

若是勉強求助醫療，醫生頂多只能處方抑制表面症狀的藥物，本質上的問題卻經常放著不管。又因為麻煩的問題往往不是疾病，被醫院拒絕診療的情況亦不少見。

或許有人會說「既然不是疾病那也沒有辦法」，但問題並不是這麼簡單。舉例來說，夫妻關係的問題就醫學觀點來看並非疾病，但底下的成因往往牽涉到彼此的人格障礙、發展障礙或依戀（又稱「依附」）障礙等問題。

更進一步說，夫妻關係的問題經常與妻子的憂鬱症狀、丈夫的酒癮症狀或適應障礙密切相關，而這些往往是造成子女精神問題或行為障礙的原因。遇到這種情形時，若一家人分頭治療各自的病症，通常不會順利治癒。若是認為「夫妻關係出問題不算疾病」，無法改善就放著不管的話，無論是大人的憂鬱、成癮，還是小孩的行為問題，都無法徹底痊癒，再怎麼接受醫學上的治療也不見好轉。

遇到醫學觀點無法解決的問題時，有一種經常見效的療法，就是本書主題的「依戀療法」。依戀療法不從醫學觀點出發，而是基於「依戀觀點」這個完全不同典範的改善手法，在面對醫學典範無能為力的棘手問題時，依戀療法特別能發揮力量。其中最具效果的就是子女問題、親子關係、夫妻關係等牽涉到親密依戀關係的問題。事實上，很多乍看之下與依戀關係無關的問題，採用依戀療法就能打破僵局，得到有效改善。原因後面會再詳述，總之這是一種應用範圍非常廣泛的療法。

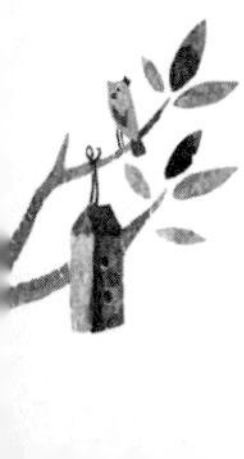

明顯遇上了問題，醫療和一般心理療法卻無法發揮作用時，請務必試試「依戀療法」。最重要的是，這種方法不必非由專家進行不可，反過來說，只要當事人或當事人身邊的人有自覺地採用這種療法，就能找到突破僵局的著力點。

這種療法，不只推薦給「以協助苦惱的人為己任」的專家，當親近的人或自己本身面臨某種困難、陷入痛苦卻得不到適當支援時，也不妨參考這個方法。

愈是拚命努力想解決問題，事態卻變得愈複雜難解嗎？自認做出正確的處理了，事態卻不知為何不但不見好轉，反而更加惡化嗎？只要學習依戀療法，或許就能找到原因，也能理解至今發生了什麼，原本應該怎麼做才對，而中間到底出了什麼差錯。學會依戀療法的原理並好好執行，任何問題都能找到處理的方法，即使是陷入僵局的狀況，也能找到復原之路。當我們思考起這個方法為何有效時，肯定能再度察覺人類過去太過輕忽、潦草以對的東西是什麼。

Contents

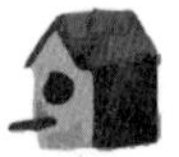

一第一章一

醫學觀點的極限與依戀觀點

—第二章—
依戀療法

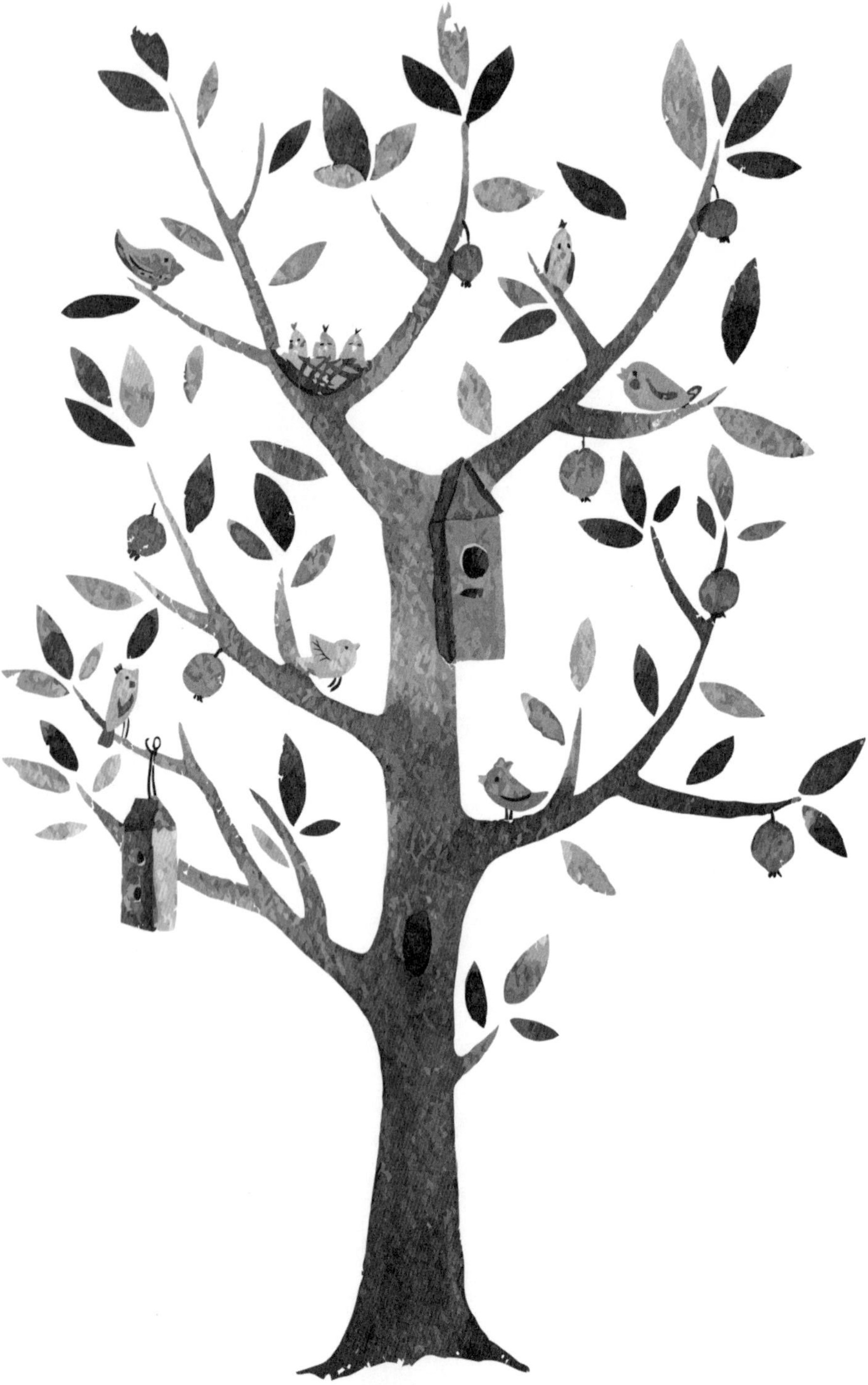

第一章

醫學觀點的極限與依戀觀點

在依戀觀點下，你是特別的，獨一無二的存在，依戀觀點願意對你付出關心，理解並支持你的想法，這份關係將超越生死，永遠持續。

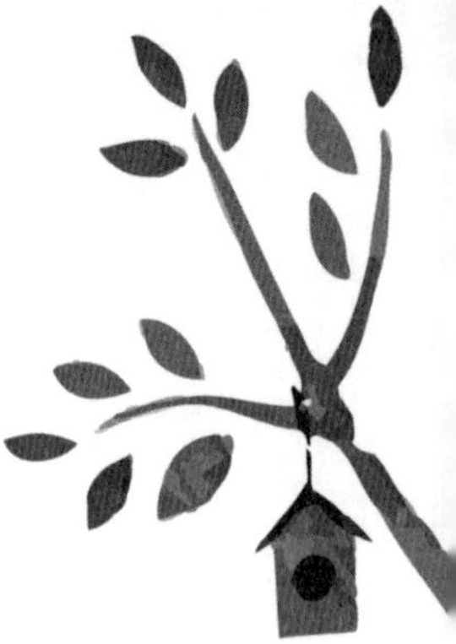

面臨極限的醫學觀點

你或家人身心出狀況時、行動出問題時，都會怎麼做呢？

第一步大概是先看醫生，請醫生判斷是否生病，診斷結果出來後，如果生病就請醫生開藥或治療吧？

大多數人都信奉這套基於醫學觀點的診斷與治療機制，許多人也從中感受自己的健康受到保護，從而獲得安心感。雖然，其中有些罹患慢性病及進行性疾病的病患，在接受診療後病情只是時好時壞，甚至漸漸惡化，但他依然願意接受醫學管理，相信自己接受的是適切的治療，內心並未陷入不安，也能夠維持日常生活。

在醫學觀點下，醫師診斷出症狀背後的疾病，根據診斷結果選擇有效的治療法，藉以治療疾病。如果該疾病尚無有效治療法，也會幫助病患減輕症狀，至少減少病患當下承受的痛苦。

從醫學觀點來看，出現症狀的即是罹患疾病（或身體出現障礙）的病患，並預設其所產生的症狀乃是上述疾病或障礙所引起。

面對傳染病等大部分的身體疾病時，秉持上述醫學觀點來理解很符合邏輯。事實上，這套理論對於釐清醫學成因及確立治療法也極為有效。

即使無法直接治癒，一經診斷為疾病或障礙，患者就能理解自己痛苦的原因，容易預測將來病情的進展，並做出應對。另一個好處是，經醫師診斷後，周遭的人也會因此顧慮患者狀況，給予理解或幫助，有利促進康復。只要能順利發揮作用，醫學觀點會是非常優良的治療手法。

然而，站在醫學觀點的理論並非每次都能順利發揮作用，實際上無法順利發揮作用的案例更引入注目，並且愈來愈多。

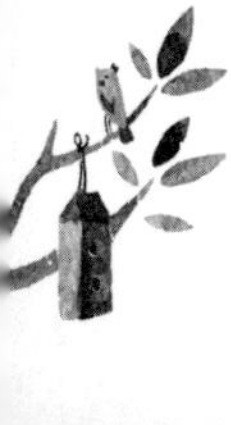

提供有效治療本是醫學觀點的目的。但就這點來說，即使已做出診斷，仍有許多無法治癒的疾病或障礙，這也是無可否定的現實。實際上，成因複雜的疾病與障礙佔了大多數，即使病情獲得改善，也無法肯定是治療奏效，還是出現了其他使身體康復的因素，像這樣不易釐清的例子著實不少。就連單純的身體疾病也是如此，因為大多數身體疾病都來自複雜成因，醫學觀點下的治療究竟奏效到何種程度，能派上多大用場，仍是有待商榷的問題。

比方說，即使開給病人的高血壓藥是和真藥外觀一模一樣的偽藥，很多時候竟然真能降下血壓。真藥與偽藥的藥效差異出乎意料地小。當然，也有人吃了偽藥無法降下血壓，但同樣的，也有人吃了真藥還是無法降下血壓。拿整體平均值來比較偽藥與真藥的降壓效果差異，只有後者較高時，藥效才會獲得承認。

然而，有很大一部分的藥效，其實來自患者對醫生的信賴與安心感，這已是眾所周知的事實。例如抗憂鬱藥物或安眠藥，比起偽藥與真藥的差別，有沒有接受妥善診療對服藥效果的影響還比較大。此外，病患對醫生的信任也會大幅左右藥效，病患愈信任醫生，偽藥的效果愈高。

不過，在現代醫學中，上述影響因素都會被視為擾亂因子而加以排除，對藥物評價的重點只會放在單純的藥效上。客觀評價藥物固然重要，但別忘了實際開立藥物處方的是不同醫生。病人與醫生之間的信賴關係會影響藥效，這是毋庸置疑的事，但這一點卻鮮少受到醫藥界重視，只把重點放在不管誰開立處方都有效的藥物上。

一如「無論醫生是誰都採同樣方式治療」的目標，無論病患是誰也一視同仁，與其他為數眾多的病患沒有兩樣。使用某種藥物或方法治療是否發揮成效，也只成為統計學上的機率問題。這就是講求實證的現代醫學標準思考。

問題是，現實中某種藥物是否有效，有時可以取決於病人對處方該藥物的醫師是否信任，不相信醫生時，病人甚至可能不願服藥。反過來說，面對有好感的醫生，病人多半積極聽從醫囑，使病情顯著改善。治療時病患積極配合的程度當然會左右治療效果，尤其在精神醫學的領域中，這類要素往往是最具決定性的原因。但是，這類原因在實證醫學中只會遭到排除。

儘管醫學發展日新月異，現狀仍有許多藥物無法根治的疾病。如果只看精神

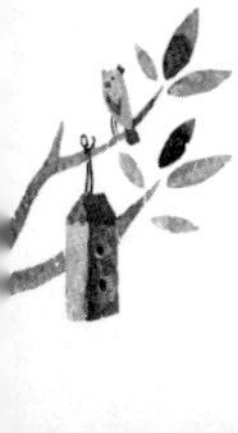

疾病，可望以藥物根治的更是只有極少數。藥物用得好，少部分憂鬱症或恐慌症確實可治癒；然而，就連藥物明顯奏效的案例，往往只要一停藥就立刻復發。以現狀來說，藥物只能達到抑制病症的效果，還無法根治。大多數的情形，是症狀只能暫時獲得緩解，時好時壞，病患持續活受罪——這就是以藥物療法為中心的醫療極限。

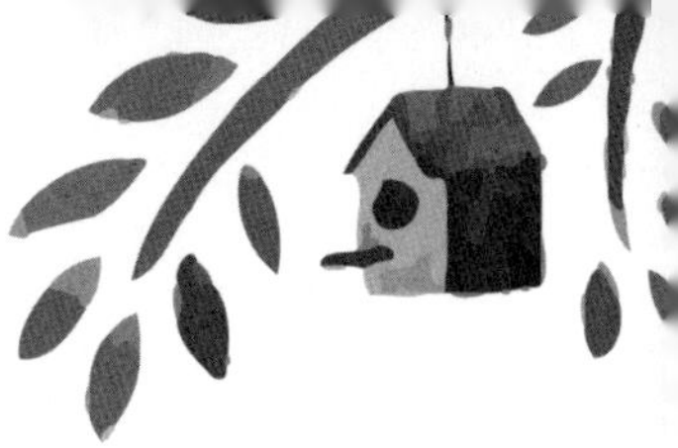

醫學觀點判斷出疾病
固然是好事，但也有缺點

秉持醫學觀點的另一個效用，是當診斷出疾病或障礙後，病人能夠名正言順進行療養，獲得來自他人的生活支援。在醫學觀點原本預設的狀況中，這應該是很有效的一項機能。

然而，要讓做出是否罹病判斷的醫學觀點發揮其原本該有的機能，需要滿足幾項前提條件。舉例來說，其中之一便是「罹患疾病者必須只佔所有人的一小部分」。若不管誰來看病，醫學觀點都判斷為有病，導致整個社會有七成甚至八成都是病患時，就算判斷

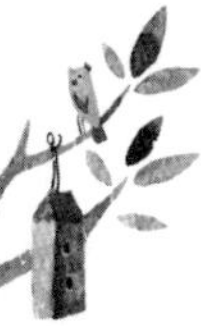

出誰是病人，這個人也無法獲得足夠的保護與支援了。

比方說，曾有一段時期，荷蘭社會面臨「一成以上公司員工請病假」狀況氾濫的事態[3]。因為就算請假不上班，領的薪水還是不變。這麼一來，認真工作的人開始感到不公平，工作意願愈來愈低落。

此一結果造成社會風氣逐漸改變，人們不但不願同情生病休假的人，反而懷疑請病假的人是裝病。事實上，也真的有人謊稱生病請假，卻跑去其他地方打工，賺取兩份薪水，這種例子屢見不鮮。於是，真正生病請假的人遭到拖累，被人投以懷疑眼光。到了這個地步，醫生開的診斷證明書也不可靠了。換句話說，過度診斷疾病的結果，導致醫學觀點本身失去信賴。

此外，也有人指出醫學觀點帶有「扼殺病患發展性」的危險[4]。好的狀況，是當疾病或障礙在醫學觀點下診斷出來後，病患與周遭的人都放棄不必要的期待，藉此減輕當事人的負擔與內心糾結，從而獲得穩定的生活。然而另一方面，也有人會因此抱著「既然生病就沒辦法了」的心態，自暴自棄、放棄將來的案例也不少。

舉例來說，曾有個性格內向的少女，小學時代接受醫療機構診療，被診斷為智能障礙及附隨的廣泛性發展障礙。診斷出爐後，原本積極指導教育的母親開始認為「既然是障礙，那就沒辦法了」，對教育少女失去興趣，態度轉為放任。而少女因為在學校遭到霸凌，常常請假，整天在家打電動或看漫畫，到國二還寫不出二十六個英文字母，連字典怎麼查都不會。

即使如此，要不是她在家中情緒失控叛逆，母親苦於無法管教，恐怕只會繼續關在家中成為繭居族。幸好，由於母女爭執愈來愈多，母親壓制不了逐漸發育的女兒，向筆者擔任顧問的諮商中心求助。負責此個案的是一位年輕的女性心理師，她耐心傾聽少女說話，教她讀書並訓練她融入社會的技能。起初展現抗拒的少女，慢慢轉為期待和心理師會面的日子。

3 《物語 荷蘭人》（物語 オランダ人，暫譯），倉部誠著，文春新書，二〇〇一年。

4 Moses, T., "Being treated differently: stigma experiences with family, peers, and school staff among adolescents with mental health disorders." Soc Sci Med. 2010 Apr;70(7):985-93.

兩年後，少女判若兩人。她上了高中，連最不拿手的英文都能考出及格分數，還與心理師分享了自己將來想從事醫療方面工作的夢想。

為什麼能獲得如此顯著的康復呢？最大的原因在於，不同於一聽到醫療診斷結果就放棄教育的母親，心理師始終相信少女仍具有未來發展的潛力。

醫學觀點做出的「障礙」判斷，正有如此危險的一面。如果太早做出「障礙」的診斷，周遭的人陷入放棄模式，就有可能疏忽了原本必須做的努力。對醫學的信賴度愈高，這種診斷宣判的影響力愈大。

追根究底，早期診斷障礙的意義，在於透過早期發現，期待趁患者仍有高度可塑性時，展開早療（發展訓練）或治療。然而，空有診斷沒有對應的醫學觀點一旦遭到濫用，等於對這個孩子下了「否定的詛咒」，這輩子很可能就這樣完蛋。

這種事偶爾也會發生在成年人身上。透過對「障礙」的診斷，讓當事人和周遭的人理解與接受當事人面臨的難處，朝提高適應能力的方向改善，這才是醫學觀點原本預設的目的。問題是，「障礙」就像一個烙印，使人連原本做得到的事都放棄不做，未來反而受到更多侷限。

某位四十多歲的女性便是如此。她在幾年前被其他醫療機構診斷為發展障礙，從此完全喪失努力意志，不但完全不做家事，幾乎每天躺著過日子。因為她心想反正自己是殘障者，做什麼都做不好，再怎麼努力也沒用。後來，經過筆者告知發展障礙是錯誤診斷後，她才逐漸恢復自信，幾個月後，睽違數年地為孩子親手做了便當，也重拾打掃家裡的工作。

「水能載舟、亦能覆舟」，醫學觀點下的診斷也是如此。

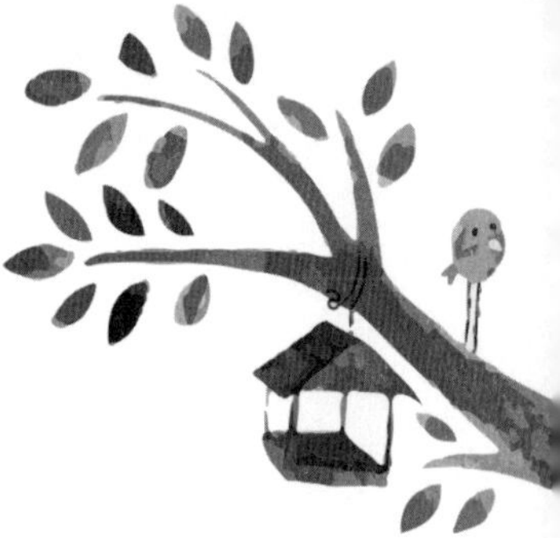

從「宣告生命進入倒數階段」看醫學觀點的冷酷

醫學觀點有著殘酷的一面，將「診斷」這個負面詛咒展現得最淋漓盡致的形式，就是對治癒困難的病患，宣告生命即將進入倒數階段的「餘命宣告」。

對今日醫學而言，對末期病患宣告還剩下幾個月壽命，似乎是理所當然的做法。然而，站在精神醫學的角度看，當事人的壽命很可能因此更加縮短。被宣判來日無多的人，或多或少都會陷入憂鬱狀態。憂鬱症狀又可能導致免疫力的衰退，造成壽命短縮，這也是眾所周知的事實。一旦陷入憂鬱狀態，人們不只看起來像老了十幾二十歲，壽命更有可能名副其實縮短。

問題是，現代醫學卻經常對受病魔折磨、活在死神威脅下的病患，殘忍做出「只能再活幾個月」的宣告，令病患宛如被宣判死刑而大受打擊。有時，做出這種宣告的醫生態度甚至不痛不癢，像在說著與自己無關的事。

站在提供醫療的一方，或許會認為這是無可奈何的事實，比起讓不知情的病患虛擲來日無多的壽命，不如告知實情才是體貼也必要的做法。

但事實是，所謂剩餘壽命也有預估失準的時候。有些人被宣告只剩下半年壽命，心想反正都快死了，就把保險金領出來花天酒地，沒想到剩餘壽命的預測失準，錢花光後還多活了好幾年。相反地，也有人一被宣判來日無多就陷入沮喪失意，一轉眼便撒手人寰。如果宣判剩餘壽命有縮短病患生命的危險，就算已經無法積極治療，至少也別做出這種與救治病患背道而馳的事吧？雖說無法積極治療，醫學存在的目的也不該是縮短病患的壽命——還是說，「反正人難免一死」，所以怎麼做都無所謂嗎？

只因無法靠自己的力量拯救病患生命，就特地去向對方宣告剩餘壽命，之後

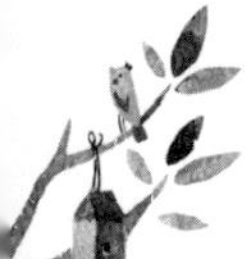

又不聞不問，我認為做出這種行為的醫學從事者，或許錯把自己當成了上帝。事實上，現代醫學也正以神之名合理化這種行為。病患的壽命還有多長，這種事其實只有上帝知道。然而，當病患得知自己來日無多，因此陷入憂鬱甚至縮短壽命時，醫學從事者卻不用負起責任，這也是因為人們信任醫學的緣故。既然如此，我們醫學從業人員豈不更應該虛懷若谷嗎？近年已有不少臨床醫師對這個做法提出質疑，關於醫生與患者間的關係，以及是否該宣告剩餘壽命，也有人做出不少思考並採取行動[5][6]。

醫學觀點只對自己可能治癒的患者施以治療，至於無法治癒的患者甚至可以直接捨棄，不被當作醫療對象。這是因為醫學觀點總將患者分為「可治癒」與「不可治癒」，並將「不可治癒」的對象排除在外。就算原本沒有這樣的意圖，以結果來看就是如此。

5 Finset. A., Smedstad L. M., Ogar, B., "Physician-patient interaction and coping with cancer; the doctor as informer or supporter?" J Cancer Educ. 1997 Fall;12(3)174-8.

6 Kallergis, G., "Informing cancer patient based on his type of personality; the avoidant." J BUON. 2013 Apr-Jun;18(2):527-31. 本書作者在系列作中以人格類型區分患者，針對不同類型患者的癌症告知方式進行議論。今後的醫學或許必須對患者做到這種程度的考量。

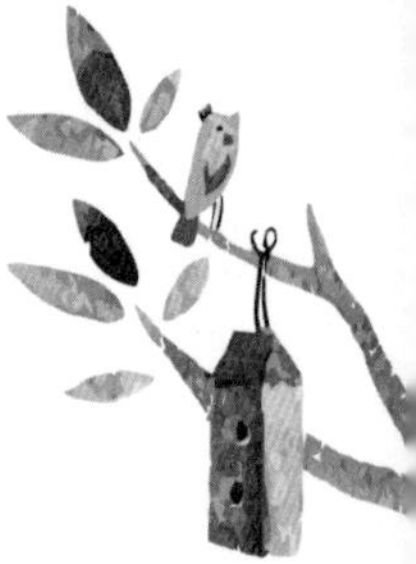

在醫學觀點下，你不過是眾多患者之一

即使醫療不奏效，已經救不了你了，醫學也只會從「治癒率高低」的角度思考，把你劃入「無法治癒」的族群。你成了「運氣不好的族群」中的一人，除此之外什麼都不是。醫學對你已束手無策，為了把病床讓給還有治癒可能的人，他們只想請你出院。

比起無法治癒的事實，「醫生連為我治療都不願意」這件事有時更傷人。就醫學觀點來看，既然治療已經無效，不如放棄治療。雖能理解這個道理，當自己實際面臨這種狀況時，多數人還是會感到自己被冷酷對待了吧（事實上，某些研究也顯示安慰劑的治療效果比完全放棄不治療更好。這件事說明了治療效果也包括了「藥效以外」的部分，而那樣的效果不來自醫學治療）？這麼說，並不是希望醫療從業人員對特定病患另眼相待，只是當一個病人被診斷出罹患不治之症，在這世界上已沒有容身之處時，希望獲得一點體貼與重視也不算任性吧？

假設你罹患了癒後不良的疾病，這時你真正想要的，是被告知自己還有百分之幾的存活率等統計學上的數字，為了稍稍提高那個數字，接受絕對稱不上輕鬆的治療——還是被當作一個無可取代的獨一無二存在，用體貼重視的態度對待呢？

這兩者的差異，正可說是醫學觀點與依戀觀點的差異。站在醫學觀點的角度，你只是一名病患，無論醫藥是否有效都不會獨厚於你。因為看在醫生眼中，你不過是幾百個病患中的一個罷了。

然而，在依戀觀點下，你是特別的，獨一無二的存在，依戀觀點願意對你付出關心，理解並支持你的想法。要是你能獲得康復或改善，當然會陪你一起開心；就算你無法康復，即將迎向死亡，也會持續幫助你到最後一刻，盡可能減輕你的痛苦，甚至在你死後仍不斷思念你。「依戀」就是這麼回事，是與獨一無二存在之間的關係，這份關係將超越生死，永遠持續。

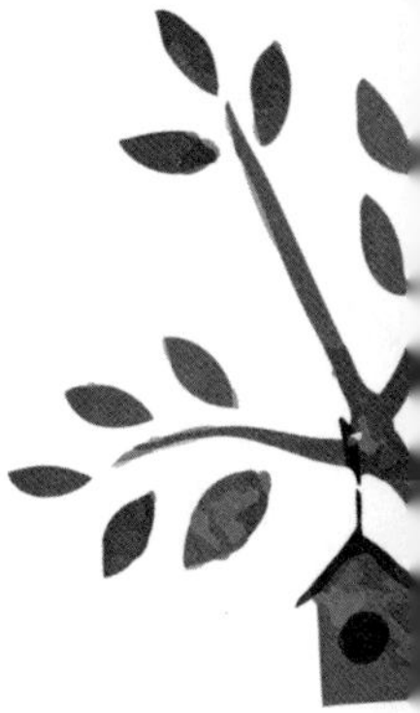

依戀療法的展望

聽到這樣的說明，或許有人會以為醫學觀點的目的是「治癒」，依戀觀點的目的只是「對無法治癒的人付出關懷與照顧」，其實不是如此。當然，從關懷與照顧的角度來看，依戀觀點非常重要，這是不言可喻的事。然而，依戀觀點並不僅止於此。在醫學觀點下看不到明顯醫療效果的種種問題，換成依戀觀點往往能提供顯著改善的療法。正因如此，依戀療法經常創造醫學療法無法達成的奇蹟，而這一點也不奇怪。

其中一個例子就是愛彌爾・庫

埃（Emile Coué）及其弟子柯夫曼小姐進行的治療[7]。他們名副其實拯救了許多被其他醫生放棄的病患。包括氣喘、癲癇、脊椎側彎與結核性腦膜炎等當時醫界視為治療困難的疾病，都在他們手中治療成功。庫埃的治療原理十分單純，他反覆對病患進行正面、肯定的暗示，讓病患想像身體狀態良好的情形。庫埃稱這種治療法為「自我暗示療法」。

除了暗示的效果，庫埃的診所內總是充滿其他醫療機構沒有的開朗輕鬆氛圍，加上庫埃本人親切和善的態度，這些絕對都有加分作用。暗示效果與安慰劑效果亦有共通之處，一般來說，暗示只在醫生採取充滿權威與確信態度時才會發揮效果，事實上，庫埃也只在做出暗示時才會說出權威性言論。

不過，這類暗示效果不盡然出於權威的力量，庫埃的助手柯夫曼小姐證明了這一點。柯夫曼小姐擁有不遜於庫埃的治療成果，雖然她不是醫生，卻幫助因眼瞼下垂，直到七歲仍看不見的孩子順利康復，也成功治好了結核病人。柯夫曼小姐的治療成果，正可說是奇蹟。

她使用的方法是抱著孩子一邊溫柔撫摸，一邊告訴孩子「你一定會康復」。

此外，她也指導父母在對孩子說話時絕對不可使用否定、負面詞彙，只使用能夠帶來希望的肯定說詞。

為什麼她的方法能帶來奇蹟似的康復？若以醫學觀點來解釋很難說得通。然而，只要用依戀觀點思考，就知道這種事一點也不奇怪，是很有可能發生的事。依戀系統所強化的刺激，對與催產素（Oxytocin）有關的免疫系統及自律神經系統，具有正面影響，能帶來後續的康復及治癒。像她這樣給予安心、希望與溫柔的療癒，和最先進的現代醫學冷酷無情的治療形成明顯對照。

7 《自我暗示》（自己暗示，暫譯），賽勒斯·哈利·布魯克、愛彌爾·庫埃著，河野徹譯，法政大學出版局，一九六六年。

也許有人會說，認為柯夫曼小姐治療成功是那個時代的迷信，然而事實是，近年來已有研究結果顯示，依戀機制對癌症治療及其癒後有重要影響，昔日醫學觀點所輕視的「人際關係有助疾病康復」之觀點，現在也重新獲得檢視。

舉例來說，根據一份調查乳癌患者的癒後及與患者與周遭人際關係的研究指出，在社會上較為孤立的病患，死亡風險可能提高到二點一倍[8]。周遭是否有人支持，大大影響了患者的剩餘壽命。子宮頸癌也一樣，已有報告指出有丈夫的女性比寡居女性死亡率明顯較低[9]。類似報告近年增加了不少。

由此可推測，像這樣來自周遭的支持與連結，或許可視為一種足以影響癒後的機制，透過催產素強化免疫系統，達到抑制癌細胞增殖的作用[10]。

即使是康復難度很高、醫學預測一再復發的惡性腫瘤，也曾出現與醫學預測相反的康復案例。一份針對十五個此類案例（包括進行性肺癌及胰臟癌）做當面訪談調查的研究指出，面談過程中病患一再提及的，幾乎都是與醫生之間的對話、來自家人的支持或病人本身的積極態度。這些康復後的病患認為自己之所以重生，重要的不是接受了何種治療，而是因為有醫生及家人的支持[11]。

真正的名醫，或許是一方面立足醫療觀點，一方面兼具依戀觀點，將兩者效力活用到最大限度的醫生。然而，現實中往往只看到醫學冷酷高傲的一面。醫學觀點所提供的醫療，與病患真正需要的東西之間，產生了嚴重的落差。

8 Hinzey, A. et al., "Breast cancer and social environment: getting by with a little help from our friends." Breast Cancer Res. 2016;18:54.

9 Lowery, W. J. et al., "Survival advantage of marriage in uterine cancer patients contrasts poor outcome for widows: a Surveillance, Epidemiology and End Results study." Gynecol Oncol. 2015 Feb; 136(2):328-35.

10 Hinzey et al., 2016.

11 Frenkel, M. et al., "Living outliers: experiences, insights and narratives of exceptional survivors of incurable cancer." Future Oncol. 2015;11(12):1741-9.

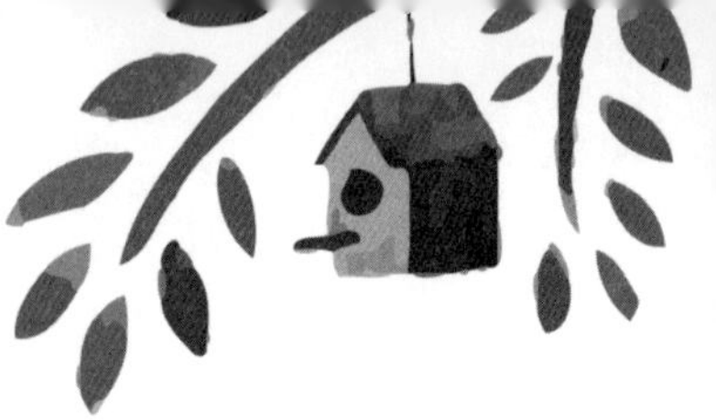

醫學觀點不適用的精神醫療現狀

醫學觀點無法順利發揮作用，與病患真正需要的照顧之間產生嚴重落差的事態，尤以精神醫學領域最為明顯。在精神醫療領域的醫療現場，充滿各種醫學治療幾乎等同無效的疾病及障礙，為這些問題所苦的人不斷增加。根據日本厚生勞動省的患者調查（二〇一四年），光是受憂鬱症困擾的人就超過一百一十萬。

近年增加的除了導致職場憂鬱症及拒絕上學的適應障礙外，還有邊緣型人格障礙、自戀型人格障礙、逃避型人格障礙等人格障礙、各種依存症、攝食障礙及輕鬱症等慢性憂鬱症、ADHD（注意力不足／過動症）等發展障礙及類似症狀，這些病症的共通點都與不穩定的依戀有關，只有少部分症狀能在醫學觀點的治療下看到效果[12]。

藥物雖能改善一部分症狀，那仍不代表治癒，更難以期待根治。有些疾病即使花上大把時間與心力診治，依然得不到治療效果，很多醫生都不想看這類疾病。現實點說，無論站在經濟效益或醫師本身心理健康的角度看，都不受歡迎。

可是，這類醫學觀點束手無策的案例又是與日俱增。現在普遍的狀況反而是：愈難治癒的病例，醫學觀點愈派不上用場。即使如此，醫療方仍無法放下醫學觀點，所能做的也只有診斷症狀、定義病名，再對疾病（障礙）進行治療（大多數都採藥物療法）。就現實層面來看，處方藥物能治療的只是表面症狀，而非疾病本身。

12《依戀崩壞 無法愛孩子的大人們》（愛着崩壊 子どもを愛せない大人たち，暫譯）岡田尊司，角川選書，二〇一二年。

結果，難以治癒的個案往往擁有好幾種病名，因為醫師光看症狀診斷，導致病人出現多少症狀就有多少病名。為了因應這種狀況，藥物的數量也增多了。然而藥物無法解決問題，也看不到顯著的成效。話是這麼說，又找不到其他治療方法。現狀就是只能維持這種治療方式——當然也別忘了，服藥還有副作用的風險。

不只如此，現在還發生了一種與過去截然相反的現象，從前醫學觀點無法應付的罕見問題正趨於普遍。像是過去少見的邊緣型人格障礙、攝食障礙、依存症及ADHD，近年來反倒成為耳熟能詳的問題，人人都有可能遇上。因為這些疾病的成因並非單一，而愈是受眾多因素影響的問題，醫學觀點愈無法充分發揮作用。

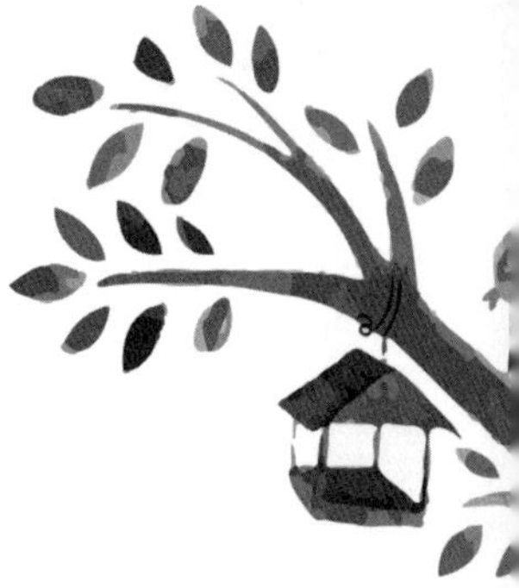

醫學觀點
不曾預設的事態

醫學觀點無法充分發揮作用的原因，還有另外一個。那就是，醫學觀點完全無法預測的事態，其實經常發生在我們身邊。

所謂無法預測的事態是什麼呢？比方說，下面這個例子就是其中一種。某大學附屬醫院接收了一位病患，是個反覆發高燒卻查不出原因的小孩。不管醫生如何檢查都找不出原因，孩子只是反覆高燒，身體愈來愈衰弱。儘管研判可能來自某種心理因素，卻徹查不出那到底是什麼。而孩子的母親一直隨侍在側，以犧牲奉獻的姿態照顧孩子。

然而某天，護理師在點滴袋上發現奇怪的小針孔。內心起疑的護理師調閱了病房監視器拍下的影像，發現母親偷偷靠近點滴架，用針筒往袋內注射了某種東西。後來查明母親注入的是未經殺菌的自來水。

這是一種稱為「代理型孟喬森症候群」[13]的心理疾病，本該對孩子抱持最大善意的母親生了這種病，換句話說，原本該是孩子最大支柱的母親，竟是孩子怪病不癒的原因。

或許有人會說，發生這種事的機率不大。沒錯，世上確實沒幾個母親會在孩子的點滴裡注射異物。但這裡的重點是，即使出於百分之百的善意，自認出發點是為了孩子好，結果反而害了孩子的狀況，在這世上也絕非罕見。虐待兒童的案例中，也有少數加害者是看似熱心教育、為孩子犧牲奉獻的父母。

不限於兒童與父母，原本該是最大支柱的對象，實則成為壓力來源，這種狀況愈來愈引人注目。這究竟是怎麼回事，讓我們透過以下實際案例看看吧。

13 指照顧者故意誇大或捏造受照顧者的生理、心理、行為或精神問題，甚或促成該問題。

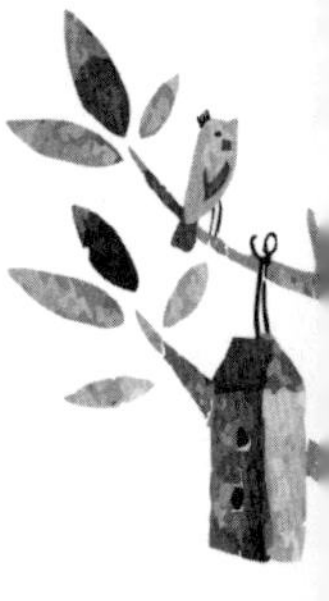

案例／無法再去上班的男性

一個三十多歲的男性上班族，某天早上正要前往公司，忽然心悸不舒服，途中折返回家，在妻子陪同下就醫。問診後照心電圖並接受血檢後，醫生判斷為心室期外收縮，也就是心律不整，於是開立抑制心律不整的處方。

請假一天，隔天他能去上班了，再隔一天卻又在上班途中身體不適折返回家。內科醫師為他更換了好幾次處方藥，最後發現身體不適的原因或許與身體狀況無關，而是出在公司，便勸說男性去看身心科。

結果，他在身心科被診斷出過勞與壓力導致的身心症。

根據醫學觀點，一開始先調查心悸這種症狀的原因，找到「期外收縮」這個原因，再根據這份診斷內容進行治療。然而，真正的原因不在他的身體，而是來自環境造成的壓力，也難怪無法有效治癒。

在「壓力↓壓力反應↓心律不整」的過程中，就算能改善心律不整的部分，也只像是在河川最下游築堤防堵，堤防總有一天還是會被沖破。

隨著醫療專業分化的演進，醫學觀點常落入「見樹不見林」的窠臼。因為注意力都放在心悸的症狀上，只能將原因診斷為心律不整。這樣的診斷本身沒有絲毫錯誤，但沒能全面性地解開病患的問題，只診斷出一部分原因就進行治療。

醫學觀點總以「病人患有某種疾病」為前提，為了找出症狀的原因而判斷為某種疾病。但是，上述個案使用這種方法卻對真正的原因失了焦，後來內科醫生自己也察覺了這點。

外在環境的壓力引起身體出現某些症狀，這種思考模式在醫學中屬於較新的想法，和固有的醫學觀點有些許不同。這種注意到「來自環境的壓力↓壓力反應↓症狀」、站在「症狀與環境之間關係」思考的觀點，稱為適應觀點或壓力觀點。來自環境的壓力引發憂鬱症或身體不適的症狀，則稱為適應障礙或身心症[14]。

以上述個案來說，身心科醫生詢問了這位男性病患在公司的狀況。他從事建築相關的設計類技術工作，近來因為隧道與橋樑的工作增加，公司面臨人手不足，卻又無法獲得上司理解，病患坦承上班愈來愈痛苦。原本應該找尋某些方法減輕他的壓力，但考慮到公司現狀又無法休假，身心科醫師只好開了些抗焦慮與輕微的抗憂鬱症藥物給他，繼續觀察狀況。

消除壓力來源並不容易，只能暫時借助藥物力量，抑制壓力引起的「壓力反應」（交感神經過度亢奮等）。幸好藥物奏效，放鬆了心情的男性患者出門上班時也不再心悸，儘管工作依舊忙碌，看起來似乎撐得下去。

14 指《壓力，努力撐過就好嗎？該放鬆的也許不是身體，而是你的情緒》（ストレスと適応障害），岡田尊司著。

不料，一個多月後，男性患者又無法去上班了。

原本以為是工作上的壓力沒能減輕的緣故，當然這也是原因之一。但是，後來發現這次事情更為複雜——原來男性與妻子的關係早就出現問題，如今更加惡化，妻子帶小孩回娘家了。這件事令男性無心工作，失誤連連引起上司指責，導致他再次抗拒上班。

事實上，男性與妻子的關係出現齟齬，並非這一兩個月的事，早在懷第一個孩子時，兩人就漸漸產生問題。男性表示妻子注意力都放在育兒，對丈夫的關心呈反比減少，不再像以前那麼關注自己。雖然告訴自己有了小孩之後變成這樣也是沒辦法的事，身為丈夫還是累積許多不滿。另一方面，妻子也有妻子的一套說詞。她認為即使有了小孩，丈夫仍以工作為優先，不願幫忙做家事或照顧孩子，才會造成今天的後果。

兩人的想法出現決定性分歧，是在第二個孩子出生後，丈夫工作愈來愈忙，每天遲歸，妻子不得不獨自照顧小孩。等到丈夫好不容易回家，想商量育兒上的煩惱，先生卻只會說「很累」，根本不聽她說話，喝完酒就睡著了。妻子對丈夫這樣的態度感到生氣，不知不覺之中，只要開口就是不滿與憤怒，經常演變為爭吵收場。

就在這樣的狀況持續下，丈夫罹患了身心症。

第一次從醫師口中聽到病狀時，妻子決定忍耐，溫柔對待丈夫。然而，兩、三週過後，丈夫還是不幫忙家事，整天躺在家中發懶。這種態度再次激怒妻子，某天終於大聲斥罵：「我要照顧小孩還要做家事已經很忙了，你就不能幫忙洗碗嗎？」

但是，工作疲倦的丈夫反駁：「我生病吃藥還要上班，現在連碗都要我洗嗎？」就這樣，兩人又大吵了一架。先生感覺被逼得走投無路，又對無法理解自己痛苦的太太火大，忍不住動粗了。

隔天，妻子便離家出走。

工作壓力引發憂鬱症或身心症，這條單純的公式已漸漸不適合套用在今日社會。過去，如果家中有誰生了病，身邊有家人支持是理所當然的事，然而，現在這個時代的家庭關係，已不是如此簡單。

得了憂鬱症或身心症無法工作，導致與家人關係惡化，別說獲得家人幫助，甚至遭到家人投以冷淡或責怪的視線，在家壓力不比在公司小——這樣的案例愈來愈多。就像船員紛紛從即將沉沒的船上跳船逃生，家人與患者之間關係崩壞已是常態。

為什麼現代就連家人之間的牽絆也變得不牢靠呢？這是因為，現代人組織家庭時愈來愈重視經濟效益。一旦家庭內出現不符經濟效益的事，家人之間的關係就會瀕臨瓦解。

在這樣的時代下，光用「工作壓力大↓引發身心症或適應障礙」的適應觀點來看病患，已經太過時了。

有些人反而是從工作中獲得救贖，藉此逃離來自家庭的壓力。就連工作壓力大的人，其壓力來源多半也是職場上的人際關係。在所有人際關係中，密度最高的就是與家人之間的關係，這也成為現代人壓力最大的來源。

我們就是活在這樣一個時代中。

適應觀點已無法充分反映上述事態。將「適應」擴大解釋為「對家庭的適應」，或許也不是不能勉強套用適應觀點，但是所謂的適應，通常指的是對外在環境的適應，並不意味得去適應身邊的人——畢竟身邊的人原本該是提供支援的存在。

能準確反應這種事態的，其實正是依戀觀點。依戀觀點認為，只要個案的「安全堡壘」（safe base）順利發揮機能，依戀得以穩定，就能保護個案不受壓力所惱。有了安全堡壘的後援，個案不只能維持心身健康，還能積極面對外界挑戰，參與社會，展現高度適應力與良好的工作表現。正因如此，當安全堡壘無法順利發揮機能時，不只容易引起適應障礙及醫學判定上的疾病，障礙程度與病狀病情都將演變得更棘手，不易痊癒。

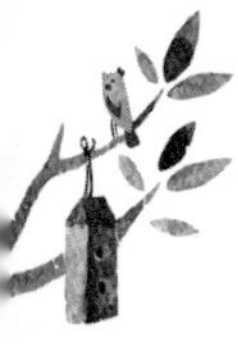

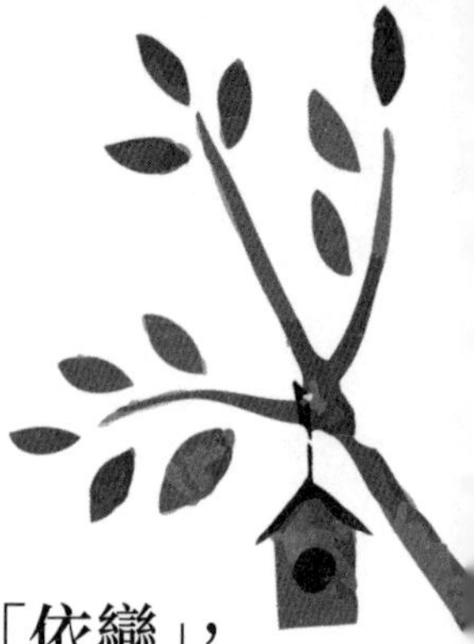

「依戀」，不可思議的機制

在繼續往下談之前，或許該先針對依戀機制及其理論發展過程做個基礎說明。

對不太熟悉這個議題的人來說，即使聽到「依戀」這個詞彙，可能只會認為是不太重要的心理問題。可是，依戀機制其實與我們人類健康及生存息息相關、不可或缺，這點在上世紀末已經闡明，近年更加受到矚目。

依戀機制一方面與男女交往成家、生育子女有關，一方面則與遠離壓力，順利融入社會有關。換句話說，最近社會上急速增加的虐待問題，以及與憂鬱、壓力相關的障礙問題，這些都和依戀脫離不了關係。

第一個注意到依戀現象並將其理論化的，是英國發展心理學家約翰・鮑比（John Bowlby）。他剛當上心理醫生不久時，參與了一項針對不良少年實施的臨床研究，調查四十四名犯下竊盜案的少年，結果發現這四十四名少年都有缺乏母愛的問題，於是，鮑比開始將注意力放在個案與母親之間的關係。後來，第二次世界大戰發生，英國遭納粹德國空襲，為避難產生大量「疏散兒童」，鮑比又注意到這些與家人分離的孩子身上出現各種身心問題。大戰結束後，世界衛生組織委託他調查戰爭中失去父母的兒童狀況，證實「失去母親會對兒童身心造成嚴重傷害」[15]。

當時的主流精神分析理論更重視子女與父親的關係，認為兒童與母親之間只有哺育、照護等功利性的關係，甚至流行一股強調「兒童與母親關係過於親密，將有害兒童身心發展」的風潮。

15 Bowlby, J., "Maternal care and mental health." Bull World Health Organ. 1951;3(3):355-533.

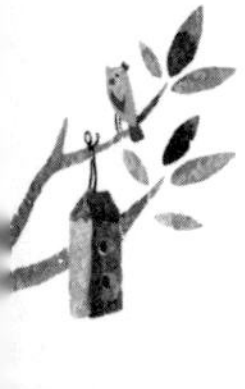

相較之下，鮑比秉持自己的研究成果，認為與母親之間的連結對兒童產生更重要的作用。起初他使用「母愛剝奪」（maternal deprivation）一詞，強調孩子與母親之間的連結遭到破壞時，會造成負面影響；之後，轉而著眼於此一連結帶來的正向效果。他將母親與孩子之間的連結稱為依戀（attachment），認為依戀機制不只人類，在哺乳類身上也可看見，是一種生物學上的機制。由於重視生物學的一面，依戀療法成為與精神分析等心理療法有決定性差異的理論。

一九七〇年代前後，鮑比和他的共同研究者瑪麗・愛因斯沃斯（Mary Ainsworth）幾乎確立了今日為人熟知的依戀理論架構。

根據他們的依戀理論，年幼的孩童與特別關愛這個孩童的養育者（通常是母親）之間，會產生一種名為「依戀」的特殊連結。在此一連結的作用下，幼子產生跟隨在養育者身邊的欲望，養育者也會在與幼子分離時感到不安與警戒，藉此防禦外敵加害幼子。依戀機制的作用還不只如此，唯有從安全穩定的依戀關係中產生依戀連結，孩子才會開始關心外在世界，展開探索行為，進而促進社會性與知性的發展。相反的，沒有安全穩定的依戀關係，就會出現在父母的

幼兒的依戀類型	成人的依戀類型
安全型	安全型
反抗／矛盾型	焦慮型（受困型）
逃避型	逃避型（輕視依戀型）
紊亂型	恐懼・逃避型（未解決型）

幼兒與成人的依戀形式分類

（成人括弧內的類別，是依據成人依戀面試法 AAI 所做的分類）

疏忽下分離，必須自己守護自己的孩子，或者孩子反過來無法脫離父母，對探索行為造成妨礙的狀況[16]。

除了先進國家，愛因斯沃斯也在烏干達等發展中國家，觀察母親與子女的關係。結果，她在建立了安全穩定依戀關係的親子身上發現「安全堡壘」的機能，認

16 約翰・鮑比（John Bowlby）著、二木武監譯《母子之間的依戀關係 心之安全堡壘》（母と子のアタッチメント 心の安全基地，暫譯）（醫齒藥出版、一九九三年）中，提到鮑比也採用了愛因斯沃斯的「安全堡壘」思考。

為孩子是否能獲得安全的依戀，取決於母親的反應。

依戀可大致分為安全型與不安全型兩種。不安全型又可再分成反抗／矛盾型與逃避型、紊亂型。母親與孩子之間的依戀屬於哪種類型，明顯表現在母親將孩子一人留下時孩子的反應，以及母親回來後的反應上。擁有安全型依戀的孩子，就算母親不在身邊，也只會呈現少許不安，等母親回來後，孩子亦能坦然表達喜悅。相對的，反抗／矛盾型的孩子，一看到母親不在就會展現過度不安，母親回來時更無法坦然撒嬌，而是呈現出生氣或拒絕母親擁抱的反應。逃避型的孩子則是無論母親離開或回來都不在乎，注意力只放在自己的遊戲上。

至於紊亂型則沒有固定反應，孩子對母親的表情態度非常敏感，配合母親的態度做出反應，不同狀況下，甚至可能出現完全相反的反應。有些孩子只要母親一靠近，身體還會瞬間僵硬。這種類型的特徵，是孩子臉上會同時出現渴望關愛與驚慌恐懼的扭曲表情。最典型的例子，就是受虐兒或長期籠罩在父母陰晴不定支配下的孩子。

幼兒期的依戀類型具有持續性，有七成的人成年後仍維持一歲時的依戀穩定性[17]。青年期前確立的依戀類型稱為依戀形式。成人的依戀形式多半可區分為焦慮型（受困型）、逃避型（輕視依戀型）、恐懼‧逃避型、未解決型等等。焦慮型與逃避型，分別相當於幼兒期的反抗／矛盾型及逃避型。恐懼‧逃避型則同時具備焦慮型與逃避型的傾向，未解決型則是與父母之間存在依戀問題未解決所造成的傷害，也可以說與紊亂型相當接近。

另外還有一項重要發現，當他們在追究母親的哪種特性造成依戀安全或不安全的差異時，發現答案就在上述愛因斯沃斯提及的「安全堡壘」中。當母親成為孩子稱職的安全堡壘，孩子身上就能培養出安全的依戀。更進一步來說，安全堡壘有兩項重要條件，那就是「回應性」與「感受性」。回應性指的是針對孩子的不同反應做出確實回應，感受性則是確實感受、讀取孩子的情緒與需求。可想而知，必須先具備高感受性才有可能達到高回應性。

17 Waters, E., Hamilton, C. E., Weinfield, N. S., “The stability of attachment security from infancy to adolescence and early adulthood: general introduction.” Child Dev. 2000 May-Jun;71(3):678-83.

這些發現對精神療法或心理療法的思考具有非常重大的意義，當時卻很少被納入治療第一線，鮑比和愛因斯沃斯也沒能建立一套新的治療理論。他們雖然理解到依戀現象真正的重要性，之後又花了很長一段時間，依戀理論才實際運用於臨床診斷。

「重視與幼兒的互動」這一點，或許很容易和重視幼兒期的精神分析理論混淆。像「三歲兒神話」[18]至今仍有負面批判，被視為不符科學想像。

之所以產生這類誤解，是因為提倡依戀理論的，原本都是信奉精神分析的人。像鮑比原本也是精神分析學家，而第一個將依戀理論應用在臨床上的彼得．福納吉（Peter Fonagy）是精神分析醫師，也是倫敦大學佛洛伊德精神分析紀念講座的教授。

因為反對依靠任意解釋、沒有客觀證據理論的精神分析，時代潮流開始轉向基於實證的科學式心理學及精神醫學。帶領這股潮流的，正是行動心理學及精神藥理學，其中最具代表性的行動心理學家福納吉，甚至發下豪語「只要給我一個小孩，我就能將他改變為任何一種性格」，這類理論顛覆了「幼年環境能決定一個人性格」的理論。

依戀理論是立足於生物學基礎上的理論，與精神分析有本質上的差異，即使如此，依戀理論依然被視為精神分析的旁枝，曾有一段時期，依戀理論隨著精神分析學的衰退，遭到世人遺忘。

18 指兒童三歲前母親必須專注於育兒，否則會對成長發展有不良影響的說法。

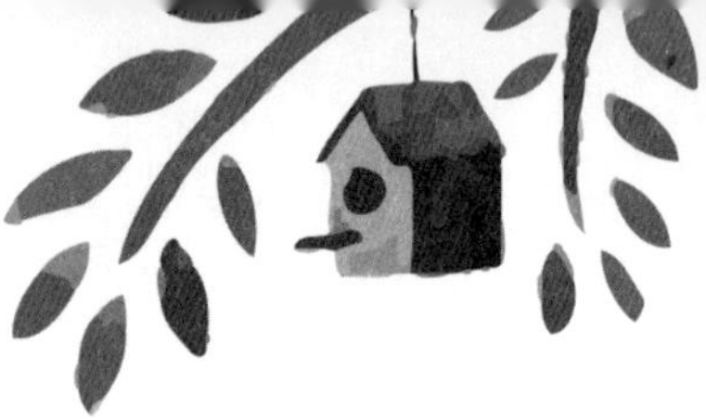

依戀理論再度受到重視，超越以往的醫學理論

不過，社會上虐待事件的增加及受虐兒身上明顯可見的依戀障礙狀態，又逐漸改變了狀況。依戀障礙開始被視為一種心理障礙，過去鮑比在戰爭孤兒及疏散兒童身上發現的狀態，也出現在一般家庭之中。

比起發展中國家，受虐兒及孤兒身上看見的不安全型依戀，於近代都市出現的比例更是高得異常。最初發現這一點的就是愛因斯沃斯，她在烏干達研究時，只發現極少數例外的逃避型依戀個案（這種依戀形式的孩子對母親不感興趣或不追求親密感），但研究據點轉移到波士頓後，這種依戀形式的個案卻佔了極高比例。這個結果使她感到非常驚訝[19]。

此外，根據瑪麗．緬因（Mary Main）等人的研究[20]，證實母親的依戀類型以極高比例與孩子的依戀類型相符。此後，依戀不再被視為個人問題，我們開始明白，這是一個橫跨不同世代的連鎖問題。

無法從父母身上獲得安全穩定的愛，或是對父母出現不安全型依戀的人，往往也無法對自己的小孩產生安全穩定的依戀，連帶地，這個小孩也將擁有不安全的依戀，這已是經過許多研究證實的事實。

19 在David J. Wallin著、津島豐美譯的《依戀與精神療法》（愛着と精神療法，暫譯）（星和書店，二〇一一年）中，詳細介紹了當時經過。

20 Main, M., Kaplan, N., Cassidy, J., “Security in Infancy, Childhood, and Adulthood: A Move to the Level of Representation.” Monographs of the Society for Research in Child Development 50, No. 1/2, Growing Points of Attachment Theory and Research (1985), 66-104.

依戀理論另一個更大的進展，是從生物學機制的角度分析依戀到分子等級。二十世紀初期，人們發現名為「催產素」的荷爾蒙與授乳及分娩有關，後來也得知催產素支持著親子或夫妻之間的情感連結。此外，進入本世紀後，又發現催產素有著更驚人的作用。包括融入社會、與他人目光相對、產生親密情感、勇於親切助人、寬容原諒、減輕壓力、消除焦慮、鎮定心情、冷靜沉著……這些都與催產素的作用相關[21]。催產素從前只被視為與懷孕生產有關的原始荷爾蒙，現在才知道原來還擁有這些促進社會化及共鳴的作用，甚至能發揮抗憂鬱的效果。因此，催產素也被冠上了「幸福荷爾蒙」、「愛情荷爾蒙」等稱號。

也有報告指出，人們會受幼年時的環境影響，使腦內催產素接收器分佈密度產生變化，導致成年後催產素的作用出現很大差異[22]。這種說法正是從生物學的角度，證明了養育環境對人格的影響。

如上所述，曾經受到輕視的依戀機制，其實是支撐我們生命的根幹，其重要性如今也已再度受到重視。

伴隨而來的是嘗試運用依戀理論的治療，以英、美為中心已逐漸擴展。不過，現狀是多數人仍不明白依戀的重要。一如本書即將展開的論述，發揮依戀作用的療法將可能超越以往的醫學理論，催生出一個新的治療典範。

21 Gobrogge, K. & Wang, Z., "Neuropeptidergic regulation of pair-bonding and stress buffering: Lessons from voles." Horm Behav. 2015 Nov;76:91-105.

22 Mizushima, S. G., Fujisawa, T. X., Takiguchi, S., Kumazaki, H., Tanaka, S., Tomoda, A., "Effect of the Nature of Subsequent Environment on Oxytocin and Cortisol Secretion in Maltreated Children." Front Psychiatry. 2015 Dec 11;6:173.

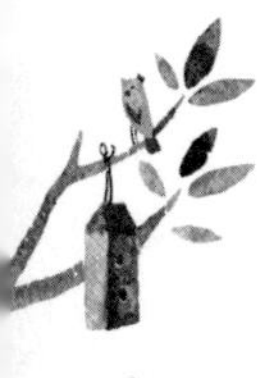

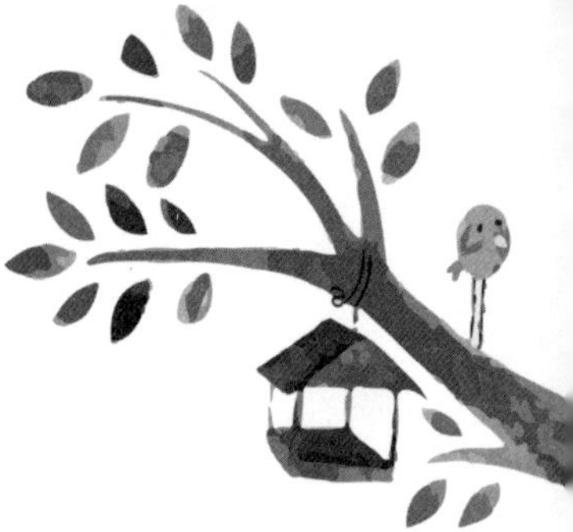

崩壞的醫學觀點之前提

今日的問題特徵是這樣的：從前視為理所當然的前提，如今已不再適用；從前認為天經地義的事，如今也不再如此。連親子或夫妻之間的關係也比從前更脆弱，變質為無法依靠的關係。適應觀點也一樣不再符合今日的實際狀況，現在依戀觀點之所以能發揮效果，正表示社會已經解體，過去支持人們的人際關係不再發揮往日的功能所致。

以前述男性病患（P.043）為例，如果從醫學觀點加以診斷，不管再怎麼努力診療，顯然仍有極限。

這是因為醫學觀點中沒有「失去伴侶的安全堡壘機能，會導致病患本身工作表現低落，引起適應障礙症狀」的診斷項目。從醫學觀點出發的診斷，原則上只聚焦在病患本人的病狀與障礙上。醫學觀點能做到的，頂多是診斷出這位病患「因壓力引起適應障礙或身心症」。

換成依戀觀點，因為將「當事人是否活得幸福」視為第一要項，所以會去思考當事人的安全堡壘是否順利發揮功效，與周遭之間是否保持穩定安全的依戀關係。因此，一定會先注意當事人的依戀關係有沒有受損。

以上述例子來說，影響病患癒後狀況的應該是「病患與妻子之間的關係」。只要身體狀況恢復，工作上的問題總有辦法解決或找人代替，但是這位病患與妻子育有二子，要是夫妻關係就這樣惡化，造成的將是無法挽回的事態——這對當事人來說是極大的傷害。

過去我們見過太多這樣的例子，失去妻兒的失意引發憂鬱症，沉迷酒精，使當事人再也無法專注工作。根據過去的統計資料顯示，與妻子分手的男人平均

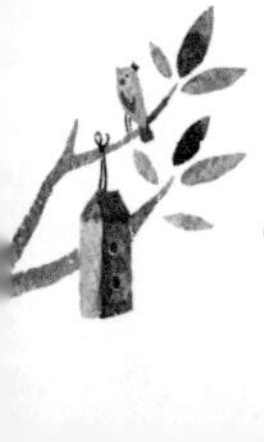

壽命約縮短十年[23]。因此，如果可以的話，這是絕對必須避免的事。

由此可見，在這個案例中，必須做的是去修復夫妻雙方的依戀傷痕。然而，儘管這是病患康復必經的療程，現狀卻是「沒有任何醫療機構能提供這類治療」。醫學觀點頂多接受「丈夫因為適應障礙無法工作，妻子為此感到不悅」的結論，就算注意到個案與妻子間不穩定的關係，也承認這是適應障礙惡化的原因之一，認同修復夫妻關係是影響個案癒後的關鍵，現代醫療也不會主動協助這對夫妻修復關係。因為那只是一般共識，不在醫療工作範圍內。

可是，醫學究竟是什麼？治療疾病才是醫學，與疾病本身無關的問題就不干涉嗎？這樣的話，上述個案要康復會變成很困難的事。問題是，像這類安全堡壘失能導致病情無法康復的案例，近年已增加到令人難以忽略的地步。這也是這類案例不適用醫學觀點的原因之一。

23《認真的人活得更長壽！八十年的壽命研究揭示了令人驚訝的真理》（真面目な人は長生きする 八十年にわたる寿命研究が解き明かす驚愕の真実，暫譯），岡田尊司著，幻冬社，二〇一四年。

以依戀觀點處理兒童問題，效果卓著

連醫學觀點或適應觀點，都無法正確掌握現實問題的癥結點及無法改善的事態，最容易發生在兒童問題的領域，而這也是最受依戀影響的領域。

舉個身邊常見的例子，大家都有遇過早上爬不起來的小孩吧？這種狀況尤其常發生在收假隔天，就讀國中的K同學正是其中一人。他不只是早上起不來，還容易疲倦，偶爾出現暈眩症狀。去小兒科看診，醫生診斷為「起立性調節障礙」。產生起立性調節障礙的原因，是自律神經衰弱失調；採起立姿勢時產生突發性低血壓，這是一種經常可在成長期兒童身上看見的症狀。起立性調節障礙往往是早上起不來的原因，也容易引發頭痛或眩暈。

實際測量K同學起立時與坐下時的血壓發現，正常人起立時血壓應該上升，K同學卻反而下降。因此，從醫學角度來看，「起立性調節障礙」的診斷結果可說完全正確。小兒科醫生開了改善低血壓的藥物，拜此之賜，低血壓的症狀確實有些改善，然而，對早上起不來的情形不但毫無幫助，情況反而更加惡化。漸漸地，K同學從上學遲到演變為乾脆不去學校，過著每天躺到中午才起床的生活。

秉持醫學觀點的診斷固然正確，卻無法有效改善K同學的問題。原來，發生在K同學身上的狀況，其實有些複雜。

K同學考上理想中的第一志願，本想努力拚學業，成績卻不如預期。原本在同儕中顯得最優秀的他，如今身旁盡是超級優秀的同學，使他成為毫不顯眼的存在。功課也是，無論多麼用功，成績始終沒有提昇，漸漸地，K同學內心產生「自己再努力也沒用」的想法。

在這種狀況下，K同學的父母卻只擔心他再不去上學，別說成績退步，還可能因為出席日數不夠而留級，對每天早上爬不起來的K同學不是斥責就是怨懟，絲毫不去理解K同學的心思。結果，K同學無論在學校或在家都找不到容身之處，完全喪失了自信，陷入自暴自棄的狀態。

配合這樣的背後因素來思考，就算診斷出「起立性調節障礙」的病名，顯然也無助於改善K同學的問題。

若改用「適用障礙」來診斷K同學面臨的問題，或許可以掌握得更正確。當人們從環境中承受壓力，或是遇到不適合自己的環境時，容易產生不安、憂鬱或其他身體症狀，這就是適應障礙。以這個案例來說，學校這個環境對K同學來說已形成壓力，為了減輕K同學的負擔和身上背負的期待，有時或許必須換個學校。

醫學診斷原本並不重視環境因素或環境與病患之間的關係，只有「適應障礙」例外。從適應觀點出發的診療，會將重心放在當事人與環境之間的關係，診斷結果與一般醫學觀點有本質上的不同。以K同學的狀況來說，比起「起立性調節障礙」，診斷為「適應障礙」更符合他的實際情況。

然而，就算診斷出適應障礙，醫學治療能做的事還是有限。明知不適合現在的學校，最好暫時離開這個環境休養，要寫出如此內容的診斷書也很簡單，事實卻是這麼做只會讓K同學的出席天數愈來愈少，最後還是得面對留級或退學的後果。就算不至於落得如此下場，充其量也只能請學校通融，撥一間個人教室供他使用。

無論診斷結果如何，現實問題是只能選擇請假或轉學（轉換職場），但這都不是太有效率的方法，即使今日醫學已經常做出「適應障礙」的診斷，治療成果依然有限。說得實際一點，就算知道環境不適合病患，要求學校或職場這類外在環境配合病患是很困難的事。

因此，適應障礙的診斷雖然比較符合事實，遺憾的是，診斷之後仍難找到有效解決方法。

那麼，遇到這種情況該如何是好呢？這麼思考著，再更深入探究了K同學的狀況，發現造成他問題的因素竟不只靠「適應障礙」就能解釋。

K同學生在一個非常重視學業的家庭，從小學開始，母親就陪著他讀書，接送上下補習班。唯一可以鬆口氣的，只有利用搭車上下補習班這段時間，趁機玩一下掌上型電動玩具。

努力用功的結果，K同學如願考上了明星國中。起初，K同學理所當然地將就讀國立大學醫學院視為未來目標，不過，與其說這是K同學自己想要的未來，不如說是在不知不覺中滿足周遭大人對自己的期望。不久之後，他的成績開始退步，缺席日數增加，連學分都可能不足，陷入幾乎留級的岌岌可危狀態。任誰都沒想過會有這種結果，父母和他自己都無法改變至今懷抱多年的期望。母親歇斯底里地追問「到底怎麼回事！」，K同學也不知所措，既做不出其他選擇，事到如今卻也說不出「不想再被父母逼著念書」的真心話，只能每天把棉被蒙在頭上，沉默以對。

造成這個狀況的原因與適應障礙稍有不同。K同學並非單純不適應學校這個環境，而是本來應該在成長過程中做為支柱的父母，卻在不經意中阻礙了他的自由發展，刻意誘導他走上事先設定好的路線，又在發現這是一條死路時沒能

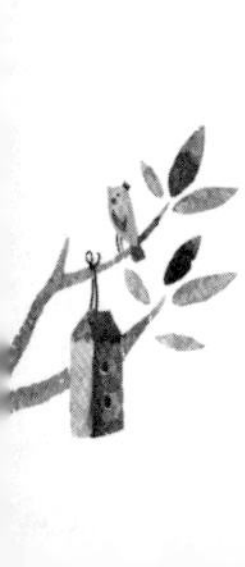

及時回頭，仍舊堅持要他前進，終於將他逼得走投無路。

雖說父母的舉動原出於善意，結果卻造成幾近虐待的狀況。近年來，這種狀況又稱為「教育虐待」，學童像被關入集中營遭強迫勞動般，在父母的監視下強制用功，連一絲玩樂的時間都沒有，這種例子並不少見。父母認為自己的出發點是為了孩子好，希望孩子考上好學校，最後罔顧孩子的心情，把每天的功課看得比什麼都重。

這與兒童虐待的特徵相符，父母原本該是為孩子帶來安心感的存在，反而做出傷害孩子的事。雖然不是父母的本意，但在父母不重視孩子心情，只顧完成自己期待的情形下，結果就是強迫孩子做他不想做的事。本該帶來安心感的安全堡壘完全沒有發揮作用，也違背自己的本意，成為傷害孩子的元兇。

當安全堡壘無法正常發揮作用時，親子雙方的關係就會漸漸變質，孩子對父母說不出真心話，只會看父母臉色過日子。因為孩子最明白父母想要什麼，又無法違抗父母的意思。這樣的親子關係，就宛如關在集中營裡的收容人與守衛，收容人永遠只能看守衛的臉色，活在守衛支配下。

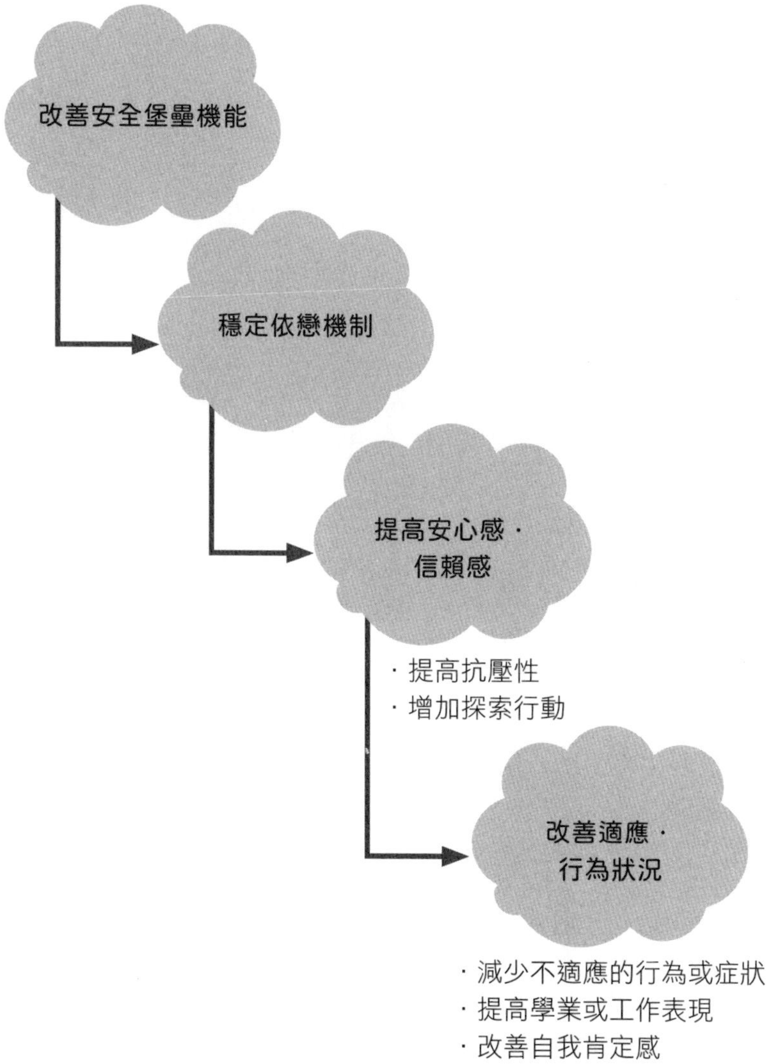
改善安全堡壘機能
穩定依戀機制
提高安心感·
信賴感
·提高抗壓性
·增加探索行動
改善適應·
行為狀況
·減少不適應的行為或症狀
·提高學業或工作表現
·改善自我肯定感

安全堡壘沒能順利發揮作用時，依戀機制就會逐漸受損，受虐的孩子對虐待他們的父母只會呈現不穩定的依戀，就連K同學這種父母其實出於善意的例子也一樣。實際上，K同學愈是感到痛苦就愈不敢告訴父母，已經很久沒有對父母說過真心話了。比起思考自己的將來，K同學更害怕動輒發怒責罵的母親，整天小心伺候母親的臉色，就怕父親或學校又說了什麼刺激她的話。

由於父母無法為孩子提供安全穩定的依戀關係，孩子與父母之間的信任感愈來愈淡薄，慢慢地不再對父母打開心房。不只如此，甚至會影響到孩子與其他人的人際關係，變得不容易信任別人，也無法向他人敞開心房。更可怕的是，孩子對壓力與焦慮的承受力及提昇自我的欲望，也會隨之低落。

反過來說，擁有安全穩定依戀，安全堡壘也順利發揮作用時的特徵，則是提高安心感與自我肯定，不只是情緒穩定，在知識面與社交面也能積極發揮挑戰力，擴展自身的活動範圍。當安全堡壘順利運作，依戀安全穩定時，隨之安定的精神更會提高學業與工作表現。

安全堡壘順利運作及依戀關係穩定與否，將影響個人各方面的表現，也左右著對環境及事物的適應能力，決定一個人能否理解自己身上發生的問題，能否適應或改善行動上的困難，這就是「依戀觀點」。依戀觀點認為，只要個人的安全堡壘順利運作，就能減輕焦慮與壓力，適應外在環境，學業或工作表現也能發揮到極限[24]。

當本該身為安全堡壘的存在，反過來造成當事人壓力或扯後腿、造成傷害時，就是依戀觀點最能派上用場的時候。事實上這種狀況出乎意料地多，愈難改善的個案愈常牽扯到依戀問題。一如前述，依戀觀點對改善孩子的問題經常很有效，愈棘手的個案，依戀觀點愈能發揮功效。就算以「醫療觀點」思考也無法解決的案例，一旦轉換為依戀觀點的思考，往往立刻就能找到突破點。

24《克服依戀障礙的「依戀療法」能改變一個人》（愛着障害の克服「愛着アプローチ」で、人は変われる，暫譯），岡田尊司著，光文社，二〇一六年。

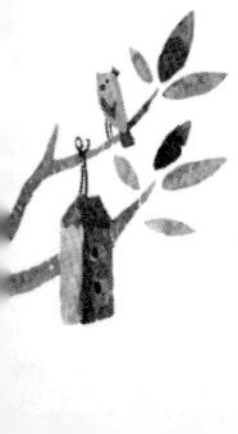

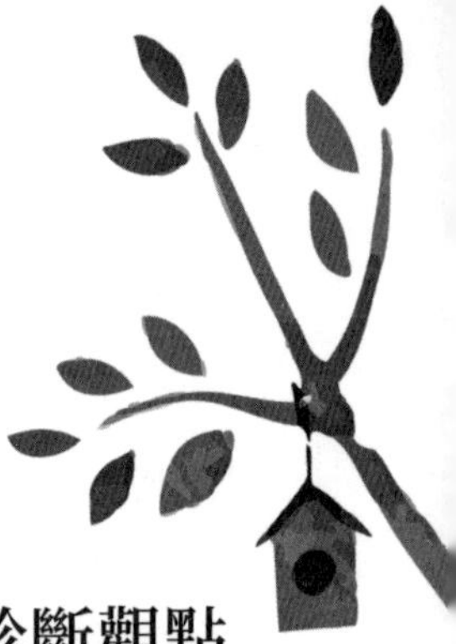

症狀診斷觀點
是一種偽醫學觀點

在精神醫學領域，醫學觀點之所以觸礁，還有另一個特殊事由——診斷方式本身就面臨了一大阻礙。

原本的醫學觀點，應該是找出疾病原因後做出診斷。舉例來說，只要找出肺部發炎的原因是結核菌，就能診斷為肺結核，進而做出適當的醫療處置。

然而，精神醫學領域的疾病或障礙多半由多重因素造成，想明確釐清病因並不容易，就現實層面來說，先揪出病因再做出診斷是一件非常困難的事。

精神醫學繼續發展下去，總有一天可以掃描腦內神經傳導物質及接收器，詳細調查其中發現的基因（只要基因本體 DNA 按下名為「啟動子」的開關，就能轉錄合成為 RNA，再從 RNA 做出接收器或荷爾蒙等複雜的蛋白質。只要調查 RNA，就能查出實際運作的是哪個基因），就能查明症狀根源的神經甚至分子產生了何種異變。不過，醫學發展到這個階段還需要一段時間。就算已經可以辦到這樣的事，牽涉到基因與神經的病因也只不過是造成病狀的成因之一，無法用來解釋所有病狀。

現在精神醫學當然還是會去探究心理問題，試圖找出原因，只是這種方法的判斷基礎在於醫師的主觀思考，很難做出客觀診斷，也無法避免醫生加入自己的偏見。結果，導致不同醫生各自用不同理論做出診斷，就像巴比倫塔一樣，產生了專家之間各說各話的狀況。

為了解決這種混亂狀況，需要一套更客觀、更有效率的診斷基準。因應這個要求而生的，就是美國精神醫學學會戮力製作的診斷基準《精神疾病診斷與統計手冊》（*DSM*，*The Diagnostic and Statistical Manual of Mental Disorders*）。

這套基準經過多次改訂修正，目前最新的是二〇一三年發行的第五版 DSM-5。

然而追根究底，精神醫學的問題依然在於無法揪出病因加以釐清，進而根據病因做出診斷。如何保持診斷時的客觀性，仍是有待克服的一大課題。因此，為了保有客觀的診斷根據，《精神疾病診斷與統計手冊》非常重視症狀與病程。只有在一連串症狀和病程中找到統計學上具有意義的線索，才會確診疾病（症候群）（事實上，精神醫學領域還是有很多連這個條件都無法滿足的確診標準）。只有症狀及病程符合該基準時，才會診斷為該疾病。與此同時，關於患病的原因則暫時無法追究，儘管確診基準本該根據病因及病狀決定，只能說這是精神醫療領域將來必須解決的課題。

由此可知，就連目前最具權威的國際診斷基準《精神疾病診斷與統計手冊》，和原本的醫學觀點比起來，只是基於症狀診斷的「偽醫學觀點」。若從嚴格的角度檢視，往往只是為症狀取個名稱罷了。例如有強烈焦慮症狀的人就是焦慮症，有睡不著困擾的人就是睡眠障礙——這種名稱根本說明不了什麼，只是個名稱而已。

就拿近年廣受矚目，診斷案例增加的發展障礙來說，它原本的定義是基於生物學因素的神經發展過程障礙，但是實際上，要分辨某些症狀究竟是生物學上的因素使然，還是虐待等心理社會因素導致，其實是非常困難的事。再加上診斷基準本身憑藉的就只有症狀和病程，事實上可說是陷入了紊亂無章的狀況。以現實層面來看，很多案例都在尚未充分確認病程時，光靠症狀就做出診斷，發展障礙原本的定義似乎都被拋到腦後了。

除了醫師本身的見解，至少應該加上顯示病患神經發展異常的客觀檢驗證據，但是，現在的診斷基準完全沒有提及需要這類檢驗證據。要是其他科別的專業醫生看到這種情況，大概會很驚訝吧？舉例來說，ADHD的診斷基準中，並沒有關於注意力評價的客觀檢驗基準。診斷時根據的，都是「容易不專心」之類幾近主觀的評價。

這就像是在沒有照過X光也沒有做過痰液檢查（用顯微鏡觀察痰液或培養細菌加以檢驗等），光憑症狀和病程進展，且在連體溫都沒測量的狀況下，只覺得「好像有點發燒」就做出肺結核的診斷。用這種方式診斷，當然連未罹患結核的人都很可能被判定為結核了。

目前已知虐待等心理社會因素，可能造成與 ADHD 相似的症狀；再者，也有研究報告指出，被診斷為成人 ADHD 的，實際上幼年時大多並非 ADHD 患者，因而產生了 ADHD 是否真為發展障礙的疑惑[25]。從這個例子就可清楚看出，光憑症狀診斷的診療方法，絕對有其極限。

此外，被列舉為診斷基準的九個項目中，只要有六項以上符合，就可診斷為罹患該疾病或障礙。不可否認的是，這種方法也有其極限。仔細想想，無論面談內容多麼制式化，做出是否符合某一項目的判斷時，無論如何都無法排除主觀要素。結果導致某種診斷彷彿正流行一般急速增加，過陣子又退流行似地不太出現，明明是醫學診斷，卻產生了宛如流行時尚般受客觀思考影響甚大的狀況。

為了防止不受侷限地濫用主觀診斷，終究還是需要有特定檢驗結果或特殊生物標記等客觀依據來做為診斷基準。此外，以百分位數呈現症狀程度（設定整體為一百，以位於零到一百之間哪一等級，來顯示發展障礙或症狀的程度）或使用標準化指標評價等評量依據也不可或缺。明明仍有這類基準可使用，現在的狀況卻不以此為診斷基準，致使診斷過程過於簡略，倒像是在「力求降低診斷門檻」。因為這類診斷結果多半用於研究，而研究必須有大量且快速的數據支撐，也可說是追求效率的結果。然而，現狀是同樣的診斷基準也被拿到臨床治療上，自然令人憂慮診斷是否太過草率行事。

25 Moffitt, T. E. et al., "Is Adult ADHD a Childhood-Onset Neurodevelopmental Disorder? Evidence From a Four-Decade Longitudinal Cohort Study." Am J Psychiatry. 2015 172(10):967-77.

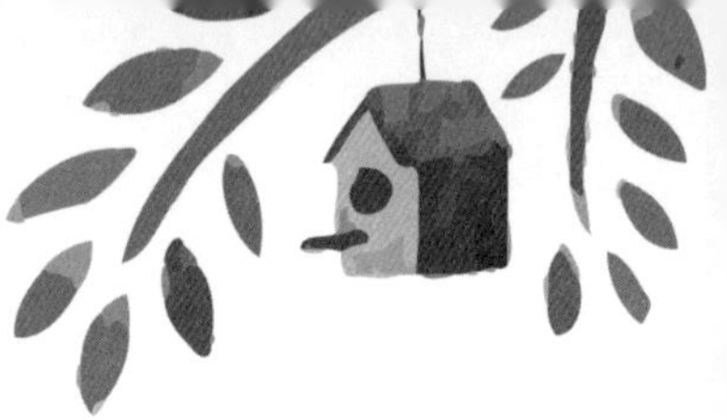

容易與偽醫學觀點產生連結的對症療法

如上所述，比起原本的醫療觀點，目前使用的精神醫學診斷基準，只能說是「症狀診斷觀點」或「偽醫學觀點」。雖然也有專家能理解現狀及其所受到的侷限，還是有不少醫療從事者誤以為這是基於原本醫療觀點成立的診斷概念。舉例來說，做出ADHD的診斷時，他們會講得好像ADHD是一種有確實定義的障礙。

然而，事實是ADHD分為「以過動為主型」、「以注意力不足為主型」及「兩者混合型」，對於是否該將不同類型的症狀一概而論都還有爭議，以注意力不足為主型的ADHD更被認為和虐待有極高的關聯性。明明是不同性質的東西，卻集合起來取了ADHD這個名稱，令人錯覺這只是單一種類的障礙。

這種症狀診斷觀點有時會和對症療法湊在一起。因為有睡眠障礙所以開安眠藥、因為是焦慮症所以開減緩焦慮的藥，這樣的做法漸漸變得理所當然。然而，當這種症狀診斷觀點一旦開始橫行，症狀就會被當成問題本身，把除去症狀視為治療目的。這麼一來，明明從頭到尾只是對症下藥，在醫學上卻被視為改善病因。

若是按照原本的醫學觀點，應該要找出睡眠障礙或焦慮的原因，從根本改善才是正確的治療，症狀診斷觀點卻與對症療法結合，妨礙了原本的醫學觀點。換句話說，睡眠障礙或焦慮症某種程度上本該是原因而不是結果，卻在「困擾你的是焦慮症狀」的說明下，使病患產生那才是原因的錯覺，把治療的目標調換為改善焦慮症狀。依靠藥物改善睡眠障礙或焦慮的症狀後，病患將不再思考造成這些症狀的根本原因是什麼，結果只是持續不斷地吃藥。

把只不過是結果的症狀加上病名，講得好像那就是原因似的，使人掉進誤會

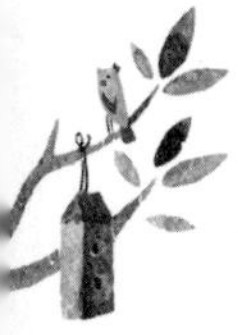

的圈套。出於對醫學觀點的信賴，多數人根本不會察覺箇中苗頭，就連專家也常忘了這只是巧妙的魚目混珠。

不只如此，這裡的診斷基準只是看症狀與病程符合幾個基準項目，輕易就能操作出想要的結果。比方說，原本設定九項目中符合六項就算滿足診斷基準，只要將六項改成五項，確診人數比例將大大不同。用嚴格的標準檢視時可能只有百分之一的人符合確診條件，只要稍微將標準放寬，確診人數立刻就會增加好幾個百分比。實際上，發展障礙的診斷基準早已利用放寬條件的方法擴大了適用範圍。

舉例來說，ADHD 的發病年齡從原本的「未滿七歲」被大幅提昇到「未滿十二歲」，沒想到就在這之後，又出現了成人 ADHD 多數發生在十二歲之後的報告，連專家也對此結果感到困惑。

放寬確診基準的結果，甚至可能造成某些疾病的罹病率超過一般人口的一成（ADHD 就是其中之一）。這麼一來，不但確診的意義降低，浮濫的確診還會使真正患有重度障礙的病患無法獲得充足後援與治療。

為了防止上述過度擴大確診範圍的弊害，今後或許可考慮使用標準指數的方式，比方說，可能有必要以ADHD（一%），ADHD（五%）或ADHD（十%）等標示百分比的方式區分症狀輕重程度。

順帶一提，一般來說，智力障礙的狀況就是使用標準化的指數表示。以全體平均值為一百，七十以下（以百分比來說就是百分之二點三以下）則判斷為智力障礙。

現在的狀況是，只佔整體百分之一的重度個案，和十人中就有一人的輕度個案都使用同一個確診名稱，也都給予同樣的藥物治療和發給殘障手冊。若是能以百分比的方式標示輕重程度，應該能因應不同個案狀況施以更妥善的應對與治療。

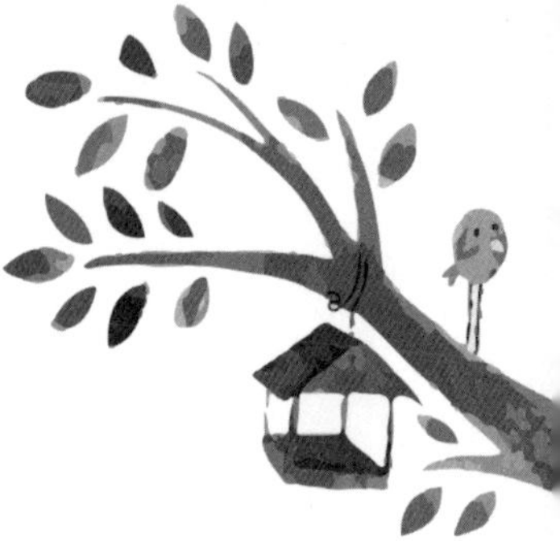

來自偽醫學觀點的自相矛盾

當症狀診斷觀點這個偽醫學觀點，被誤認為原本就有的醫學觀點，會發生與事實不符的奇妙本末倒置。

這話怎麼說呢？舉例來說，有個愛說謊的孩子，在偽醫學觀點下，這個孩子可能會被診斷為「說謊癖」或「品行障礙」。實際上也真的有過如此診斷的案例。問題是，打著醫學的名號進行這種診斷，對這孩子病情的解說就會是「因為他有說謊癖所以會說謊」，而為了讓他停止說謊，就必須治好說謊癖，於是著手進行這方面的治療。

然而，這種情形很容易愈治療愈惡化。因為比起原因，關注的焦點太過集中在「說謊」這個「症狀」上，一旦要去矯正，反而造成孩子的反抗，病情陷入膠著。

可是，只要父母稍微改變與這孩子相處的方式，說謊的情形多半就能改善。說謊行為經常發生在受責罵、父母關心不足的孩子身上，只要適度減少斥責，多注意孩子的優點，對孩子付出愛與關懷，說謊行為自然會減少。

先為某種障礙取一個名稱，再說這個名稱就是症狀的原因，這種解釋根本就是自相矛盾的悖論，掩蓋了真正的原因，原本該做的因應處置也受到妨礙。

換成用依戀觀點思考這個案例，就能輕易找出病理。在依戀觀點下，我們看到這個孩子的安全堡壘沒有順利運作，孩子處於安全與被愛欲望岌岌可危的狀況，為了確保自己的安全，只好說謊操控父母，或是為了獲取更多關心而說些不切實際的大話。因此，就算矯正了表面的說謊行為，孩子的安全感與被愛欲望還是無法得到滿足，問題很難改善。相反地，如果能提高安全堡壘的功能，

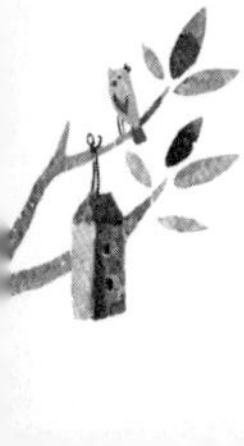

滿足孩子的安全感與被愛欲望，問題行為自然就會消失，這是理所當然的。

看似確立了更多醫學觀點的ADHD也有類似狀況。先用「因為天生患有ADHD障礙」來解釋孩子過動、注意力渙散的症狀，再用藥改善這個ADHD的症狀，這是一般醫學觀點的思考模式。

然而，仍有不少這個觀點難以說明的事實。比方說，受虐兒或在不安全環境下長大的孩子中，有非常高比例被確診了ADHD，也有報告[26]指出受虐個案中約有兩成被診斷出ADHD。這個比例是一般人的好幾倍。另一方面，很多過動或注意力渙散的孩子只要換個班級導師，對孩子付出同理心和正面肯定的對待，孩子就能穩定下來，前後判若兩人。

他們表現出的行為，真的是因為「患有ADHD這個障礙」嗎？至少可以說，過動或注意力渙散的個案中，有好幾成都不是用一句「因為得了ADHD」就能解釋的。

目前用來證明這些孩子患有ADHD的證據，是指稱他們在吃了ADHD治療藥後，過動與注意力渙散的症狀確實獲得改善。這個說法的理論，是既然吃了

ADHD治療藥後這些症狀得以改善，不就能證明這些孩子確實患有ADHD了嗎？

然而，事實並非如此。目前已知，就算一般人吃了ADHD治療藥，也能達到清醒效果和提高注意力的作用。和有沒有ADHD障礙無關，ADHD治療藥本來就能提高人的注意力——換句話說，不能因為吃了ADHD治療藥有效，就說是罹患了ADHD。

說到底，ADHD的診斷與治療形式（確診為ADHD並立刻投藥治療）所依據的並非原本的醫療觀點，而是症狀診斷觀點，卻不知從何時起，大家都產生了這本來就是醫療觀點的錯覺。

26《名為虐兒的第四種發展障礙》（子ども虐待という第四の発達障害，暫譯），杉山登志郎著，學習研究社，二〇〇七年。

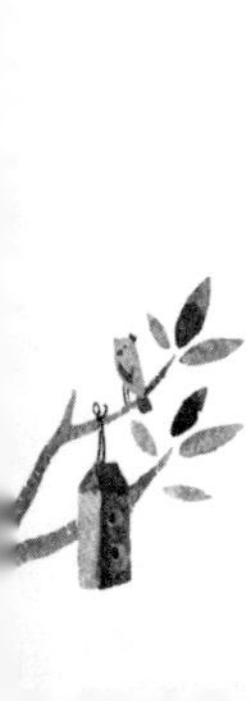

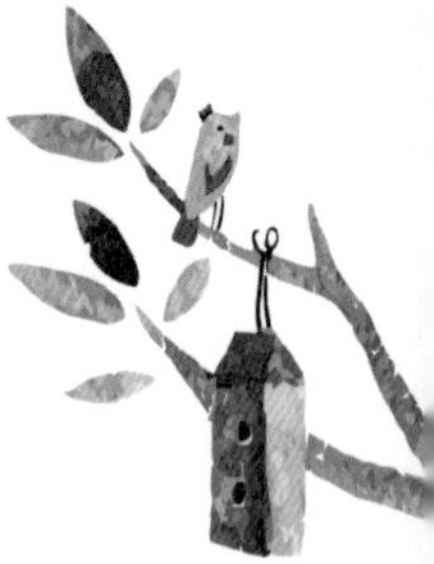

表徵遺傳觀點與依戀觀點

ADHD 引起的過動及注意力不集中的問題，會受到周遭環境影響有時增強有時減弱，這已經是幾乎確立的理論了，其中認為基因表現受到環境因素影響的，就是表徵遺傳觀點。

即使是同樣的基因，出生後的早期階段是否成長於良好環境，將可能決定一個人的基因表現，使其產生完全迥異的行為與性格。換句話說，就算擁有同樣的 ADHD 風險基因，只要在感受性夠高的父母養育下，孩子就不太容易出現問題行為[27]。其中尤以孩子年幼時母親的感受性影響最深，母親對孩子感受性的高低，大幅左右了孩子出現問題行為的可能性[28]。也就是說，ADHD的風險基因是否表徵化，環境因素扮演著極為重要的角色。

那麼，已經出現表徵的基因是否能夠改變？照理說可以，但有一些問題。雖說基因表現能夠改變，但無法當下立刻改變。只要想想基因表現的機制，以及基因表現如何影響身體運作，應該就能理解為什麼了。

27 Bakermans-Kranenburg, M. J., Van IJzendoorn, M. H., Pijlman, F.T., Mesman, J., Juffer, F., "Experimental evidence for differential susceptibility: dopamine D4 receptor polymorphism (DRD4 VNTR) moderates intervention effects on toddlers' externalizing behavior in a randomized controlled trial." Dev Psychol. 2008 Jan;44(1):293-300.

28 Windhorst, D. A., Mileva-Seitz, V. R., Linting, M., Hofman, A., Jaddoe, V. W., Verhulst, F. C., Tiemeier, H., van IJzendoorn, M. H., Bakermans-Kranenburg, M. J., "Differential susceptibility in a developmental perspective: DRD4 and maternal sensitivity predicting externalizing behavior." Dev Psychobiol. 2015 Jan;57(1):35-49.

DNA 轉錄為 RNA，RNA 各自抵達必須抵達的地方，舉例來說，或許是轉譯為形成神經的蛋白質，促進神經發展，之後得花上好幾年的時間，才能完成現在的腦神經系統。這個運作過程中產生了問題，但神經構造本身已經成型，就算現在改變基因的作用，還是有無法挽回的部分，也有些基因只在神經發展最活躍的幼年時期才會發揮重要功效。

再者，即使改變基因的運作，就算能朝改善症狀的方向進展，症狀本身也得花上很長一段時間才會出現變化，更別說完全恢復了。在說明「早期介入的重要性」時，表徵遺傳觀點固然是很有用的觀點，一旦過了那個時期，個案的恢復還是有限。

但是，只要執行父母管理訓練（Parent Training），協助父母改變面對小孩時的態度與做法，或是教師能夠理解每個孩子的不同特性，給予適當的相處模式，孩子的行為問題就會呈現大幅改善，性情穩定下來，有時甚至判若兩人。而且，這樣的改善還能在短期間內呈現。當然，假以時日或許也可看出基因表現的改變，過程中肯定仍發生了與基因改變不同的變化。能夠解釋這種變化的不是表徵遺傳觀點，而是依戀觀點。依戀觀點不只預防，在恢復上也是非常有效的觀點。

即使擁有同樣的基因，只要養育環境或與依戀對象之間的關係改變，行為模式或性格也會出現改變。能夠解釋上述現象的依戀觀點，可說是表徵遺傳觀點的一種，不過，依戀觀點也可說是超越表徵遺傳觀點的限制，帶來更高可塑性的機制。

在表徵遺傳觀點下，包括營養和環境物質在內，所有外在環境因素都必須考慮進去，但在依戀觀點下，我們只特別著眼於依戀關係。舉例來說，對植物而言，與其注重周遭所有環境因素，不如優先注重與植物生存及生長直接相關的陽光與水分——同樣的，對人類而言重要性媲美陽光與水分的，就是依戀。

若以固有的醫學觀點來思考，其實應該更注重環境因素，尤其應該著眼於依戀關係對症狀及適應的影響，集中進行改善依戀關係的治療才對。然而，實際情形是，比起固有的醫學觀點，現在盛行偽醫學的症狀診斷觀點，治療也以改善症狀為主的藥物療法為中心，會積極採用心理教育或父母管理訓練等方式的

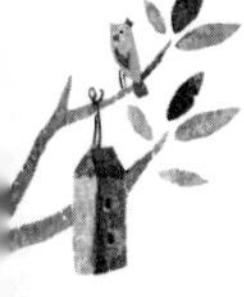

醫療機構只是少數例外。

在美國，近一成的兒童被診斷為ADHD，百分之六的孩子接受藥物治療[29]，這是非常可怕的事。美國不僅是ADHD大國，也有不少兒童虐待事件，光是公家機關介入的虐待案件，一年就達到二百八十萬件[30]。雖說日本近年兒虐事件增加，但一年頂多十多萬件。即使把人口比例算進去，美國的虐待件數依然超過日本十倍。所以，兒童出現的症狀究竟是ADHD的問題？還是欠缺了其他更重要的東西？必須非常仔細研判。

29 https://www.cdc.gov/ncbddd/adhd/data.html
30 U.S. Census Bureau, Current Population Survey.

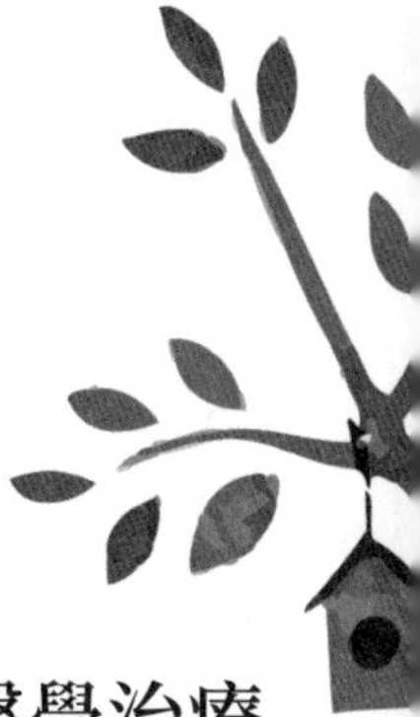

有時，醫學治療
反而妨礙了復原的可能

若想無視至今種種環境因素，只去除症狀的話，藥物療法無疑非常適合。畢竟，如果一一檢視並應付各種問題，得花上龐大的時間與精力，而藥物療法正好幫人們省去這一切繁瑣的手續。然而，這並不代表問題就此一筆勾銷。

根據大規模的長期研究結果顯示，抗ADHD藥只有一時的效果，服藥三年後的效果，和採用一般溝通照護或行為療法的效果相比，已完全失去優勢。服藥八年後再看，除了時間（年齡）帶來的改善效果外，幾乎沒有任何特殊效

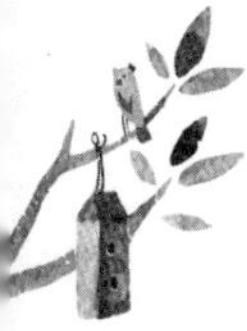

果可言[31]。不只如此，就連服藥獲得暫時成效的個案，也常因副作用而無法持續服藥。

另一份報告指出，隨著個案年齡增長，過了青春期之後藥效漸漸難以發揮，長期下來更是看不出效果[32]。就算有效，一旦停止服藥，又會回到與原本同樣的狀態。

不光只是如此，行為問題就某種意義來說，其實是當事人發出的警訊，代表他需要周遭更多關心與注意，卻因為症狀的消失，周遭的人無法及時察覺警訊，當事人也失去從根本改善的機會了。

關於這點，我有個痛苦的回憶。曾有一位少年病患，他從小注意力渙散與過動的狀況就很嚴重，到了青春期更開始出現叛逆和學壞的行為，最後更鬧出了犯罪事件，被送進醫療少年院。開了 ADHD 藥給他服用後，立刻變了個人似地穩定下來，課業上也開始積極用功。原本連小學程度的內容都不太能理解，竟一轉眼就追上了進度，還說希望自己回歸社會後，可以去上定時制的高中，將來考取大學。

如果是原來的他，肯定需要周遭付出更多關注，讓他在失敗中記取教訓，學習成長。但是因為表現實在太好，在少年院裡也是模範生，大家只注意到他學業上耀眼的進步，忘了與家人間觸礁的關係也該調整。看到他變得判若兩人，像個模範生般回答標準答案，家人雖然驚訝，但也覺得沒必要回頭挖舊傷口了。

到此，正可說是醫學觀點的勝利。看他回歸社會，笑容滿面說著自己會加油的樣子，沒人懷疑事情會進行得不順利——然而，事實是三個月後他就再度犯案了。原本說一定會定期服用的藥，也因經濟問題中斷，就這樣回到昔日的狀況。與家人之間的關係毫無改善，彼此不是冷漠以對，就是惡言相向。

31 Milina, B.S.G. et al., "The MTA at 8 Years: Prospective Follow-Up of Children Treated for Combined Type ADHD in a Multisite Study." J Am Acad Child Adolesc Psychiatry. 2009 May;48(5):484–500.

32 van Lieshout, M. et al., "A 6-yeah follow-up of a large Euroupean cohort of children with attention-deficit/hyperactivity disorder-combined subtype: outcomes in late adolescense and young adulthood." Eur Child Adolesc Psychiatry. 2016 Sep;25(9):1007-17.

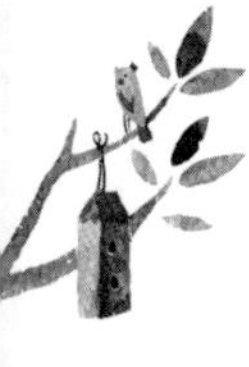

在無可救藥的自暴自棄下，少年犯下比從前更可怕的罪行。

至少就這個例子來看，以改善表面症狀為目的的偽醫學觀點，對改善本質上的問題沒有絲毫幫助。

也有其他種類的藥物遇到類似質疑。比方說，近年來，有專家質疑許多人服用的降血壓藥或降膽固醇藥，意義何在？

追根究底，若問你服用降血壓藥或降膽固醇藥為的是什麼？答案大概會是「為了降低血壓」和「為了降低膽固醇」吧。這答案當然正確，如果只看這個目的，那些藥也毫無疑問有效。然而，深入追究降低血壓和降低膽固醇的目的又是什麼時，答案應該會是「為了健康長壽」吧？

沒錯。我們之所以服藥，是因為相信那會讓我們健康長壽。

問題是，大部分的降血壓藥和降膽固醇藥中，只有極少數證明實際上能延長壽命，卻有不少是服藥後反而縮短壽命的藥物。儘管我們不常看到這類矛盾的數據，現實狀況是，很少有藥商敢拍胸脯保證哪些藥物服用後能改善癒後生命，由此可見情形並不樂觀。

雖然對長壽健康沒有幫助，只因能有效降低眼前的血壓或膽固醇數值，所以服藥。不只如此，有些藥物還有副作用，若服藥不規則也會有數值反彈的可能，有時反而提高死亡風險。當然也有人服藥有效，但是，症狀愈輕微的人，風險與利益的差距愈小，愈難斷定服藥究竟是好是壞。

醫學治療經常產生一種矛盾，那就是改善了症狀（例如高血壓），卻對本質上的目的（健康長壽）沒有太大幫助，有時甚至還會收到反效果。換句話說，眼前的目標與本質上的目標，產生落差甚至是逆轉的情形。

ADHD的案例也是如此，請大家一定要記住，雖說用藥輕易就能改善表面症狀，但是問題並未就此消失，有時反而還掩蓋了真正的問題。相反的，有時因為用藥完全無效而拚命想做點什麼，反而能從本質上產生變化。

這是我每天都在體驗的事，只要安全堡壘的作用提高了，孩子的行為問題就會減少，學業表現變好。無論是服藥有效的案例還是服藥無效的案例，使用這種方法都有效。尤其是醫療觀點束手無策時，站在依戀觀點思考，往往能找到有效改善的做法。

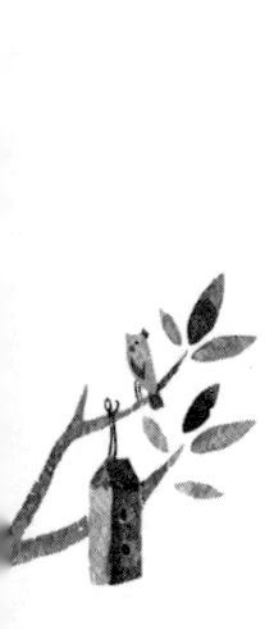

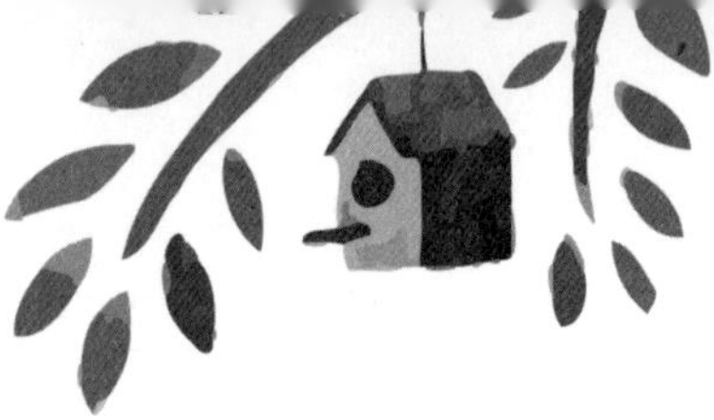

心理學觀點與依戀觀點的差異

心理學專家應該可以用心理學觀點說明，如何透過同理接受的方法改善身心症狀或行為問題。那麼，或許有人就會問：「心理學觀點和依戀觀點有什麼不一樣？」

心理學觀點有很多種，在這裡統稱為心理學觀點的，都是根據某種心理構造或機能，說明當事人反應或行動的觀點。這裡預設的心理構造或機能，雖然根據立論的不同也有很多種，但就「個人經驗或外在壓力造成心理構造的失衡或機能失常，使當事人陷入痛苦或遭遇困難」的定義來說，則幾乎都有共通之處。這些觀點大致可以分為兩種，一種是純粹的心理學觀點，另一種是偏重生物學要素的觀點。

純粹的心理學觀點指的是與生物學基礎毫無關係，只處理內心現象的觀點，在這種觀點下，高度的表象能力及語言媒介皆不可或缺。相較起來，偏重生物學要素的觀點則以生理學上的現象為中心，動物實驗中也可觀察到相同的現象。根據上述基準，心理學觀點可分類如下：

1 純粹的心理學觀點

①壓抑觀點、自我觀點、情結觀點、自戀觀點、自我認同觀點等等精神分析方面的觀點。

②內省觀點、認知療法觀點等後設認知觀點（後設認知就是「對認知的認知」）。

③存在主義觀點、形上學觀點等哲學觀點。

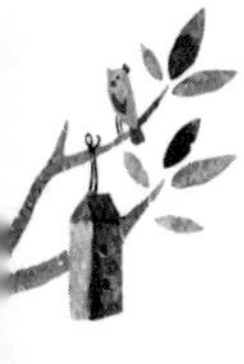

2 偏重生物學要素的觀點

①包括壓力觀點在內的適應觀點。
②制約觀點、學習觀點。
③創傷觀點。
④神經發展障礙觀點。
⑤依戀觀點。
⑥基因表型觀點（包括表徵遺傳觀點）。
⑦藥理學觀點。
⑧醫學觀點。
⑨生物心理社會觀點等多層面觀點。

其中，壓力觀點與創傷觀點都以生理學方面的現象為基礎，以這點來說，原本就和心理學觀點不同。這類現象在動物身上也能觀察得到。另外，依戀觀點也是生物學觀點之一，不只人類，適用於所有哺乳類。

純粹的心理學觀點當然也十分重要，但生物學方面的觀點，更能直接解釋與生存相關的機制。純粹心理學方面的現象頂多維持百年歷史，偏重生物學的觀點卻是在幾百萬年時間中為了生存演化而成的機制，與生命的基礎有更緊密的關係。

純粹心理學方面的觀點說明的是上層結構與機能，與下層結構相關的則屬於生物學方面的觀點。另外，藥理學觀點和醫學觀點也是奠基於生物學方面的觀點。

這說明了為什麼在尋求取代醫學觀點的觀點時，舉出的都是適應觀點和依戀觀點，而不是心理學方面的觀點。因為適應觀點和依戀觀點一樣，是包含了生理層面現象在內的觀點。

生理層面的問題，當然也可能透過純粹的心理學觀點獲得改善，但那應該是在心理學層面上操作後，引發適應、創傷與依戀等層面上的變化所帶來的改善，或許只能說是間接效果。這種效果雖然非常重要，相較之下，生物學觀點的作用帶來的變化更直接。

另外，這裡舉出的生物學方面的觀點，也就是壓力觀點、創傷觀點和神經發

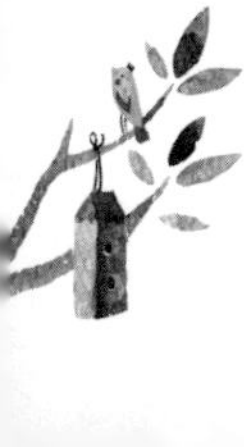

展障礙觀點等等，都是在說明產生障礙的病態機制時特別有用的觀點。不過，這些觀點未必都能提出恢復機制。幾乎只有依戀觀點同時與防禦機制及恢復機制相關——換句話說，依戀觀點除了是病態觀點外，也是恢復觀點。

不知各位是否稍微理解依戀觀點的重要性了呢？既能預防壓力或創傷，還能使人從中復原，掌握這種關鍵的就是依戀機制。

舉例來說，已知在心靈創傷的個案中，擁有安全穩定依戀的人後續出現創傷後壓力症候群（PTSD）的機率較小。最近也有報告指出，以鼻噴劑方式給予催產素，能抑制創傷後壓力症候群的發病[33]。從這點也可看出依戀是有濃厚生物學色彩的機制。

採用心理學觀點的療法當然也很重要，但是，想用心理學療法改變生物學基礎相當困難。反過來說，用生物學療法卻經常能改善心理問題。舉個例子，受到壓力、感到疲勞時，不管是誰都會陷入悲觀負面的思考，喪失自信。這種時候，用心理諮商或認知療法加以治療，或許能有某種程度的效果，但更有效的其實往往是充分休息，讓身體從疲勞中恢復，自然就能擺脫悲觀的認知與自我否定了。要一個無法信任別人，總是把別人視為假想敵的人修正自己的被害妄想，很可能引起反效果，倒不如用親切的態度對待這個人，默默聽他說話，讓他多一個可以信任的人，知道至少有一個人站在自己身邊，更能減輕他的被害妄想。

要說有什麼不一樣的話，當我們想改善某種認知，卻對對方說的話抱持否定的態度，這就是以心理學療法為優先，犧牲了依戀等生物學機制的做法。因為生物學方面的機制是生命的基礎，基礎一旦受損傷，就算改善了上層結構，事情也不會順利進展。做為基礎的依戀部分受到損傷後，就算強制改變表層的認知，也只會加深對方的不信任感。

相較之下，若是能先用溫柔親切的態度對待對方，對他說的話付出同理心，

33 Frijling, J. L., "Preventing PTSD with oxytocin: effects of oxytocin administration on fear neurocircuitry and PTSD symptom development in recently trauma-exposed individuals. " Eur J Psychotraumatol. 2017 Apr 11;8(1):1302652

讓生理學方面的依戀機制穩定下來，對方的認知也比較容易朝信任他人的方向改善。

事實上，優秀的心理諮商或心理療法早就不只是純粹的心理學操作，多半也會加入推動依戀運作等生物學方面的療法。早已有人指出心理諮商的效果大部分都不是來自純粹的心理學操作，而是心理學之外的其他作用。愈是高明的諮商師愈贊同這類見解，反而不太將重心放在心理學技法或操作上了。

實際情況是，只要改善依戀等基礎的部分，就能緩和壓力與創傷的影響，產生三重效應。同時，生物學層面的基礎穩定後，即使沒有再特別做什麼，認知、自我機能、生存意義等高層次的機能也會朝正面積極的方向改變。

順帶一提，藥物療法也可以說是一種對生物學機制起作用的方法。透過藥物控制生理學上的反應，緩解過敏或焦慮後，確實能帶動思考與感覺等上層結構往正面積極的方向改變。

問題是，藥物療法造成的變化並非病患自身的改變，充其量只是藥理學上的作用，卻會使病人錯覺靠的是自己的力量成長，輕易中斷服藥，這麼一來，很快就會恢復原狀。

藥物療法的效果視狀況而定，對某些個案來說服藥還是很重要。只是，不能光是依賴藥物，照顧壓力及創傷和強化依戀都是非常重要的方法。

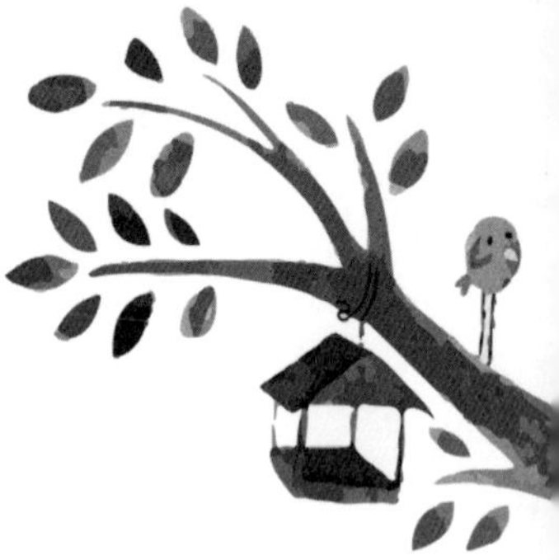

依戀，始終堅定的溫柔態度

如前所述，依戀觀點與人類生來具備的生物學機制有關，雖然不是投藥，就某種意義來說，經常能達到與投藥治療不分軒輊的效果。更何況，服藥常有無效的時候，還得擔心副作用，依戀療法則沒有這些弊端，所以還能產生強化原有防禦機制的加乘效果。

不只如此，採用依戀療法不用做任何複雜困難的事，也不是非得靠專家執行不可。

一言以蔽之，依戀療法需要做的只是成為安全堡壘。再說得更直白一點，就是保持始終不變的溫柔態度。這份始終堅定的溫柔，就是依戀機制中最簡單明瞭的記號，也是依戀最本質的機能。不過，不是對任何人都要付出這樣的溫柔，依戀療法中的溫柔，是對自己重要的人付出。為了守護對方，有時必須賭命而戰，也可說是兼顧堅強的溫柔。

成為誰的安全堡壘，就是強化依戀這個生物學上的機制，給予對方強力支援，幫助對方突破所有考驗。然而，現實上要成為安全堡壘，可未必是一件簡單的事。

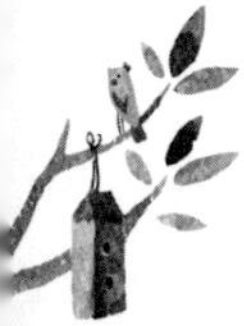

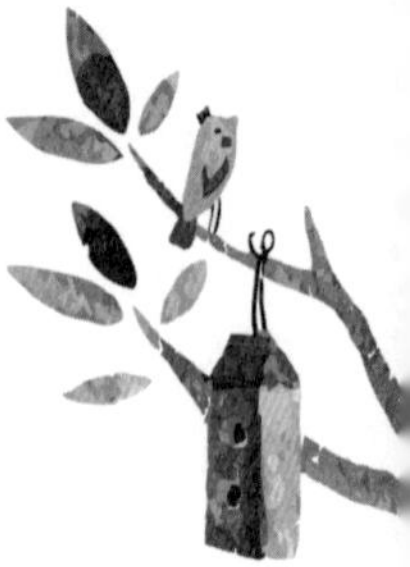

為什麼需要幫助時，安全堡壘卻無法發揮作用？

在前面提到的例子中，原本該是安全堡壘的存在，卻經常做出妨礙依戀安全的事。以適應障礙的情形來說，從很多案例都可看出，造成適應障礙最大的問題，就在於安全堡壘無法正常發揮機能。當安全堡壘本身有問題時，不只個案容易對外在環境產生適應障礙，還會在適應障礙發生後出現內心壓力過大的情形，陷入「內憂外患」狀態。

一個正常發揮機能的安全堡壘，就算沒問題的時候不會特別關心，一旦知道個案面臨困難，就會成為個案的避風港，提高後援機能，協助個案康復。然而很多時候，往往就在個案需要協助時，身為安全堡壘的人卻反過來責怪追究，將個案逼入窘境。

為什麼原本必須發揮作用的安全堡壘，卻會如此反其道而行呢？

最大的原因，就是安全堡壘本身也沒有安全穩定的依戀。當他成為別人的安全堡壘時，自己也需要另一個安全堡壘的支撐。在沒有任何問題的情況下，無論是親子關係或伴侶關係都很正常，他也可以擔任對方的「好父母」、「好孩子」或「好伴侶」，這種時候，因為對方對自己而言也是能夠放心的對象，所以能成為自己內心的安全堡壘。

然而，一旦對方遇到困難或問題，不再是安全穩定的「好父母」、「好孩子」或「好伴侶」，這麼一來，這個原本沒有安全依戀的人不但無法支持對方，也無法好好擔任對方的安全堡壘，反而會做出傷害對方、扯對方後腿的事，或者以為對方輕蔑自己、要拋棄自己了。

當對方遇到困難，沮喪焦慮，對自己的反應比較冷淡時，一個沒有安全依戀的人不會先體諒對方的處境，反而一味在意對方減低了對自己的關心和愛，懷疑對方是不是討厭自己，把這種狀況視為自己的安全受威脅。

於是，平常沒問題時溫柔親切的人，只要另一半心情不好或狀況不佳，他就會忽然不高興，甚至不理對方；平常疼愛小孩的父母，在孩子遇到問題時，也會突然像凶神惡煞一樣發怒，或是對小孩情緒勒索。身為安全堡壘，本來應該在這種時候發揮支持的作用，他們呈現的卻是完全相反的態度，站在對方的立場，看到原本溫柔的伴侶或疼愛自己的父母態度丕變，不免感到驚訝，也會產生被放棄或受傷害的感覺。

本身依戀不夠穩定的人，就會出現這種倒行逆施的反應。

案例／在身障母親扶養下長大的Y

Y女士四十多歲，她的母親是重度的身障人士。對於身有殘疾仍含辛茹苦扶養自己長大的母親，Y女士一直看得比什麼都重，說她從小就一心想守護母親也不為過。雖然是常有的事，但只要母親露出稍微難過的樣子或憤怒時，她會比母親更難過、更生氣。從小學起，Y女士就凡事以母親為優先，照顧母親、聽母親抱怨，都是Y女士的重責大任。對她來說，做這些事都是理所當然，也從未懷疑過。

只是，上了國中、高中，接觸

到朋友的家庭狀況後，才發現自己以為理所當然的事其實是特例。同時，凡事依賴自己的母親也開始讓她感到壓力。Y對自己這種想法產生罪惡感，在重視母親的心情，和想逃離母親束縛、過自由生活的心情之間擺盪，不知不覺陷入了兩難。

然而，出社會找工作時，Y女士仍以不妨礙照顧母親為第一條件。遇到想結婚的對象時，最在意的也是對方是否能接受母親的身體障礙，以及自己除了家庭之外還非照顧母親不可的特殊狀況。幸好對方表達了充分的體諒，還安慰在這種情況下始終對母親不離不棄的Y女士說：「辛苦妳了。」

丈夫的父母經營一間中等規模的公司，看在世人眼中，她可說是嫁給了一個金龜婿。他工作表現不錯，雖然只是掛名，但也擔任公司董事，薪水不差。然而，實情並沒有外人想像得那麼幸運。丈夫的父母重視金錢甚於親情，只要有錢什麼都好說，也毫不掩飾這種態度。在這對精打細算的父母眼中，兒子就是個心軟的毛頭小子，還不打算把公司交給他。在父親的眼線監視下，他的一舉手一投足都會被報告上去，似乎永遠逃不出父親暗中的掌控。

不受父母信任的丈夫漸漸不再對父母說真心話，在公司裡雖然表現不差，但也喪失了對工作真正的熱情，覺得自己只是父母手中的傀儡。

丈夫原本該是Y女士的支柱，不知何時起，卻事事依賴起她。Y女士又要扮演他的母親，又要扮演安慰他的角色，回過神時才發現，這情形簡直就像小時候每天看母親的臉色、一心只想討母親歡心的模樣，只是現在對象換成丈夫而已。同時，母親也認為女兒嫁人後拋棄自己，對Y女士愈來愈不滿，更加什麼都依賴著她。對Y女士來說，結婚這件事，似乎只是讓自己多了名為丈夫的沉重包袱，不只如此，只要哪裡稍微做得不夠好，丈夫和母親都會給她臉色看。

不過，那些她都撐過來了。然而，自從母親身體狀況漸差，必須隨侍在母親身旁照顧後，丈夫的表現就開始不對勁，愈來愈常對她說難聽話，有時還會破壞物品，甚至暴力相向。Y女士完全無法理解丈夫的舉動，身心疲憊不堪。

在這個案例中，發生的是超越一般常識的事。明明妻子已疲於照顧母親，做丈夫的別說體貼慰勞，反而給她找麻煩、傷害她，看在一般人眼裡，這丈夫未免太不講理了吧？然而，用依戀觀點來看，他就是個沒有安全穩定依戀的人。當一個依戀不穩定的人發現自己安全堡壘機能衰退時，會發生什麼事呢？只要這麼一想，就不難理解丈夫的舉動了。這個自身依戀不穩定的丈夫，在不受母親疼愛的情況下長大，所以隨時需要找一個能以自己為優先的人來「代替母親」。只要對方稍微輕忽自己，他內心不穩定的依戀問題立刻浮上檯面。

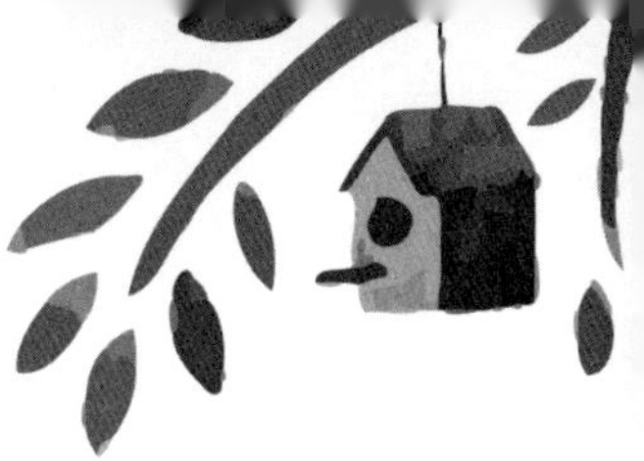

不安全的依戀有辦法克服嗎？

像Y女士或她先生這樣沒有安全穩定依戀的人，有可能克服這個問題嗎？還是只能找人當自己的支柱，填補自己內心的縫隙呢？

答案兩者皆是，也都有可能。

沒有安全依戀的人，原本就需要一個能成為自己支柱的安全堡壘，如果沒有安全堡壘，心就會生病。就這點來說，和其他人沒什麼不同。

那麼，不同的是什麼呢？

擁有安全依戀的人，比沒有安全依戀的人更容易獲得安全堡壘，與安全堡壘之間的關係也更容易

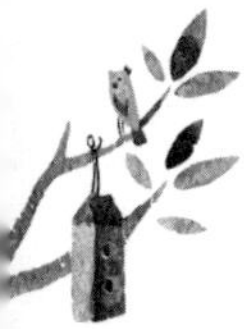

維持穩定。另外一個較大的差異是，擁有安全依戀的人不需要安全堡壘隨時提供支援與認同，內心也能確定自己與安全堡壘之間有著堅定的關係，得以靠自己的力量承受痛苦，度過難關。

相較之下，沒有安全依戀的人，因為內心無法確定自己與安全堡壘之間擁有堅定關係，於是必須隨時隨地確認對方對自己的感情，要求對方時時刻刻為自己犧牲奉獻，否則就會立刻失去安全感。

Y女士的丈夫就是這樣。他需要妻子隨時提供支持與奉獻，只要Y女士力有未逮，或是無法馬上回應，就會感到自己被妻子拋下，陷入沮喪或憤怒。

我們試著拿Y女士丈夫的態度與精神科醫師維克多・弗蘭克（Viktor Emil Frankl）的經歷對照比較，會發現兩者具有明顯相反的特質。弗蘭克被迫與妻子、母親分離，關進奧施維茨的集中營。他曾回憶自己如何在天寒地凍的勞動工廠中站著發抖工作好幾小時[34]，當時的他靠著一邊在心中與妻子對話，一邊想像如果妻子遭遇相同險惡狀況會怎麼應對，在想像妻子對自己說的話中撐過了痛苦的集中營歲月。因為能在內心與妻子對話，才有辦法承受嚴苛的現實。

雖然弗蘭克的妻子最後沒能從集中營生還，全家只有他一人倖存，正因心中有著確實的安全堡壘，弗蘭克才不至於被絕望打倒，活了下來。

擁有安全依戀的人，即使好幾年見不到安全堡壘，只要內心持續保有與對方的牽絆，安全堡壘仍能確實發揮作用。

另一方面，沒有安全依戀的人，就算眼前有支持自己的人，無論對方如何努力，內心的牽絆依然無法穩定，無法打從心底信任對方的愛，只要一點雞毛蒜皮的小事不符自己期待，就會立刻失望憤怒。一如Y女士與丈夫之間的關係，即使安全堡壘就在沒有安全穩定依戀的人身邊，還是無法順利發揮作用。

這是多麼悲哀又多麼可惜的事啊。

34《弗蘭克著作集1 夜與霧》（フランクル著作集1　夜と霧，暫譯），維克多．弗蘭克著，霜山德爾譯，美篶書房，一九六一年。於〈四 對抗無情的世界〉中提到當時的情景。

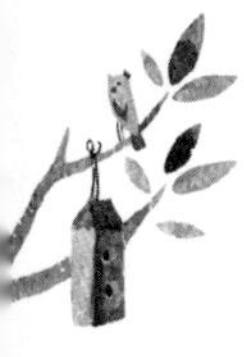

可惜的還不只是這樣。如果一個人必須一直面對依戀不穩定的父母或伴侶，活在那種態度下會發生什麼事呢？當自己需要協助時，換來的不是拒絕就是攻擊，若這種事一再重複發生，孩子或伴侶會怎麼樣？

就算一開始仍願意相信父母或伴侶，時間久了，這種心情也會改變。畢竟根本搞不清楚對方態度何時丕變，對一直活在這種恐懼與不安下的人來說，眼前的開心不過只是暫時，一點也不可靠，始終處於說不定下一秒就會墜入黑暗深淵的不踏實中。

不只如此，在自己最艱困、最希望對方協助時，對方竟還背轉過身，甚至對自己發怒，令人連那曾經開心的瞬間都無法相信，曾幾何時，內心只剩下空虛與懷疑。漸漸地，即使自己碰到困難需要幫助，也會害怕讓對方知道。不管再痛苦，還是盡可能裝出若無其事的樣子，不讓對方看見自己軟弱無力的一面，也不說真心話了。原本期待對方成為自己的安全堡壘，結果對方反而變成趁自己示弱時攻擊的敵人，簡直就是危險堡壘。每天只能小心翼翼窺伺對方態度，就怕忽然變臉或背信，只能一味討好，建立只有表面的關係。換句話說，不得不在對方面前扮演雙面人。

無論是小孩還是成人，雙面人當久了，不再能說真心話時，就代表安全堡壘已經不是安全堡壘了。

原本該是安全堡壘的人，一再丕變成危險堡壘，使人喪失真正的安全堡壘。如此一來，就連原本擁有安全依戀的人，除了與「危險堡壘」之間的依戀關係變得不安全外，和其他人的關係也會陷入相同傾向。

人類沒有那麼機靈，也無法完全理性地回顧分析自己的狀況。大部分的人都以為自己和重要的人之間發生的事，也會出現在與其他人的關係中。就算那只是例外事件，也因為感受太衝擊而誤以為「普通」。

在與父母或伴侶等重要「他人」的關係中受傷，明明想求助卻反遭對方攻擊，讓自己承受更多不安焦慮，一直過著這種不合常理的生活，也很容易使自己的依戀變得不穩定。不再像從前那樣容易相信別人，甚至無法相信自己，內心不斷滋生「會不會又發生相同狀況」的擔憂。更別說父母對小孩的影響力巨大，當這種事發生在小孩身上時，情況更為嚴重。

不安全依戀的影響，很快會化為精神或行為問題浮現。發現這樣的問題後，一旦開始追究或試圖解決，往往會發現事態愈來愈糾結難解，名副其實地陷入泥淖，愈是掙扎，愈是容易陷入互相傷害的狀況。到了這個地步，通常已經搞不清發生什麼事了。自己明明這麼努力想做好，為什麼對方無法理解呢？結果雙方都產生憤怒的心情，關係一路惡化下去——到最後，只要一開口就起爭執。

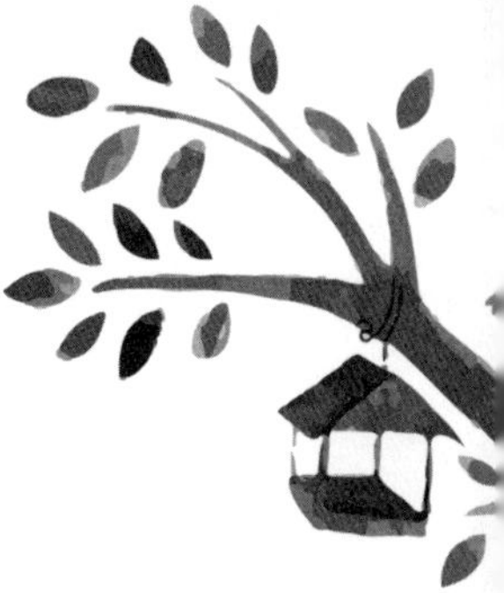

如何逃脫
惡劣關係的泥淖？

那麼，該如何改變這個困難的狀況呢？

可以肯定的是，如果是親子間的案例，光把孩子視為問題，只想改善孩子的行為，那改善的機會可說微乎其微。因為問題的根本原因，在於父母本身不安全的依戀，無法成為孩子的安全堡壘，反而對孩子的安全造成威脅。因此，必須好好從父母這方下手改善。

話雖如此，父母是不可能馬上改變的。就算自己有改變的意願，長年養成的習性不容易馬上矯正。此外，展現出強烈抗拒，花上很

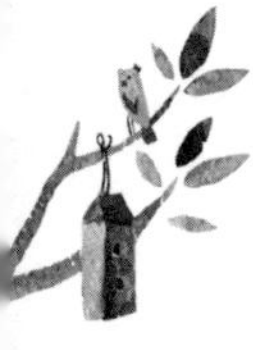

長時間才願意接受「自己也有問題」的大人也不少。

那麼，在父母正視自己的問題前，難道就只能眼看著問題乾瞪眼嗎？沒這回事。首先，諮商師等人可以先成為孩子的臨時安全堡壘，提供孩子一個能夠說真心話的地方，讓孩子本身的依戀穩定下來。如此一來，也可減少孩子與父母之間的摩擦，等於同時提供了父母安全堡壘，減輕父母內心負面的情感與心靈負擔。接著，透過父母管理訓練，指導父母學習更有效幫助孩子的方法，慢慢為孩子建立起安全堡壘。

唯有同時支援父母與孩子，事態才有可能漸漸改善。當父母和孩子一點一點地感受到自己的改善，將更容易帶動良性循環。

不過，若父母本身依戀不安全的問題比較嚴重時，因為容易陷入矛盾（內心明明渴望愛與親情，卻採取完全相反的抗拒或攻擊態度，情感與行動產生矛盾）或兩極化（不是百分之百肯定，就是百分之百否定，只能站在兩個極端）的思考，那麼只要一點小事觸動，他們又會做出跟以前一樣不好的舉動，也不懂得反省自己，只會一味責怪孩子絲毫沒有改善。遇到這種情形時，諮商師要協助父母同理孩子，仔細回顧狀況如何造成，看到孩子做出不好的反應時，幫助父母察覺自己也做了不好的反應。但是，很多父母往往無法冷靜辨到，這種時候就會陷入重蹈覆轍的惡性循環了。這是一般諮商師或父母管理訓練很難克服的部分。

這類案例的父母有必要更正式地改善自己。本書第三章，就提供了矛盾型依戀及兩極化思考改善療程。

當主要的支撐者是另一半時，又該如何是好呢？

這種情況下，不只有當事人接受治療或諮商，最好連做為支撐者的另一半也一起參加治療或諮商。除了伴侶本身也可能懷抱不安全依戀外，即使是擁有安全型依戀的伴侶，長期處於彼此之間本該有的安心感與信賴感已受損的狀況下，或許也已從自己支撐的另一半身上感受到壓力。為了讓做為支撐者的人能好好承接伴侶的痛苦，醫師或諮商師在提供臨時安全堡壘的同時，也會說明現在發生了什麼事，讓支撐者有所準備，學習如何調整與當事人相處的方式，提高安全堡壘的機能。給予支撐者支援，也等於間接支援了當事人，為當事人帶來安全穩定的依戀。

醫師或諮商師透過給予支撐者的支援，除了提高安全堡壘的機能外，在支撐者重拾本身安全堡壘的機能前，也能成為臨時安全堡壘支撐當事人。這種治療法就是依戀療法。

事實上，無論是否刻意，臨床工作者多半都進行著依戀療法。不過，那充其量只是輔助，且重點並未放在依戀或安全堡壘的機能上，頂多只能說是理解家人機能與改善支持環境的重要性而採取的做法。以重視家人機能的例子來說，這類做法的主流觀點，是透過改變家庭內動力的方式來推動當事人改變。這種觀點和安全堡壘的機能有本質上的不同。至於改善支持環境的觀點雖然比較接近安全堡壘，但仍稱不上依戀療法，對於支持環境應該如何改善，也只能提出籠統的方針，很難發展為將著眼點放在「強化支持環境」的療法。

穩定的安全依戀與安全堡壘，決定了一個人或一個孩子能否擁有健康穩定的生活，也左右了他們接下來的發展。只要這麼一想就會知道，依戀不該只是輔助性質，而該被放在更重要的位置。著眼於這一點的療法就是依戀療法，只要這麼做，治療的效果就會特別好。

近年來，單親家庭逐漸增加，沒有家人或只有一個家人的家庭，也愈來愈普遍。在這種狀況下，無論是使用「家庭」這個詞彙，或是對家庭功能懷抱太大期待，都已不太符合現實。過去那個還能依靠家庭力量推動某個人改變的時代，就某種意義來說，也是家庭還具備這種功能的時代。

然而，到了家庭這個概念瀕臨瓦解的現代，依戀這種一對一的關係就有了更重大的意義。我並非否定家庭或集團帶給人的療癒及改變力量，能夠做到那樣也是很好的事。只是，那種形式確實已日漸成為昔日美好時代的牧歌。父母也好，伴侶也好，我們現在處於連確保一個能聽自己說話的人都不容易的時代，連想找到這麼一個人來支撐自己都不容易。

除了以這個嚴苛的現狀為前提外，還必須思考另外一個狀況，那就是沒有家人、沒有伴侶、沒有任何人能成為自己的安全堡壘，也沒有人能協助或理解自己需要治療的狀況。

遇到這種狀況時，首先只能請諮商師等第三者，在某種程度上提供個案長期

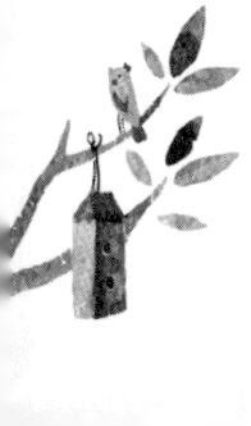

且有保障的安全堡壘，支援個案克服自己本身懷抱的問題，進而與周遭的人建立安全穩定的關係。換句話說，先以與諮商師之間的關係為主軸，穩定這個人的依戀狀態，支持他獲得屬於自己的人生。最終目的是協助他成為自己的安全堡壘，成為能夠自己支撐自己的人。那麼，要克服這個困難的課題，又需要採取哪些做法呢？

克服關係劣勢，需要什麼條件？

根據過往研究，在有幸出生於良好環境，擁有安全穩定依戀的人身上，往往有較高的「反思作用」（reflective function）能力[35]。此外，原本沒有安全依戀的人在轉變為安全型依戀時，這種反思能力也會提高，更能客觀回顧自身狀況，並站在對方立場思考[36]。

35 Stacks, A. M., Muzik, M., Wong, K., Beeghly, M., Huth-Bocks, A., Irwin, J. L., Rosenblum, K. L., "Maternal reflective functioning among mothers with childhood maltreatment histories: links to sensitive parenting and infant attachment security." Attach Hum Dev. 2014;16(5):515-33.

36 Levy, K. N., Meehan, K. B., Kelly, K. M., Reynoso, J. S., Weber, M., Clarkin, J. F., Kernberg, O. F., "Change in attachment patterns and reflective function in a randomized control trial of transference-focused psychotherapy for borderline personality disorder." J Consult Clin Psychol. 2006 Dec;74(6):1027-40.

由此可見，提高反思作用的做法，能讓個案的依戀朝安全穩定的方向發展。反思作用除了反省、回顧的機能外，還包括站在對方立場思考的同理機能。自我反省的能力和站在對方立場付出同理心的能力，都是超越自身情感與利害關係等狹隘的觀點，從另一個角度觀看事態的能力。就這層意義來說，兩者都屬於自我超越。為了從自身的痛苦與怨恨中超脫，最後需要完成的課題就是自我超越。

在第三章也會提到的矛盾型依戀與兩極化思考改善療程中，就有這種轉換觀點的訓練，從自己的角度改成更宏觀或從他人角度出發的觀點。這種訓練就是完成這項課題的一大重要關鍵。

這也是從前佛教徒在修行時必須面對的課題。或可說是把宗教式的教義及偏向迷信的要素拿掉，置換為適用範圍更廣的精神醫學及臨床心理學知識，跨越宗教的藩籬，以人人皆可理解的形式呈現出來。

光靠認知訓練無法改變一個人。佛教修行靠的也不只是教義，修行僧們更重視勤行、坐禪及日常工作。同樣的，在這套療程中，寫下回顧記錄等功課、完成每日家事等日常作業也很重要。

雖然這條路走來不輕鬆，但也明確指出該做哪些事，該怎麼做，按照療程進行就不會有迷惘，只要每天確實訓練，獲得安全穩定的依戀應非難事。

按照這套療程，就能在諮商師的陪伴下拓展自己的視野，提高駕馭自我的能力。這條路若是一人踽踽獨行或許太過孤單，也很容易迷失方向，看不到目的地。然而，身旁有了陪跑者，就能確實掌握自己現在前進到哪裡，接下來該做什麼才好，也不會再迷失方向。正因為身旁有了諮商師這個安全堡壘，所以能繼續往下進行。

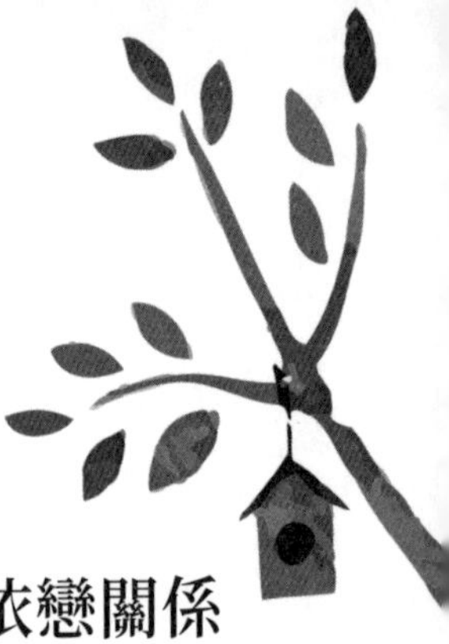

改善不穩定依戀關係的療法

總結以上，造成不安全依戀的問題可以透過以下方法改善。

①由諮商師擔任個案安全堡壘的療法（穩定依戀療法）。

②為父母或伴侶等在個案身邊支持的人提供支援與訓練，提高原本就有的安全堡壘的機能（修復依戀療法）。

③訓練個案本身反省能力與同理能力，養成不用單一視角看事情的能力。

④透過每天的功課，訓練個案提高自發性的自我決定能力及行動力，增加融入社會的能力。

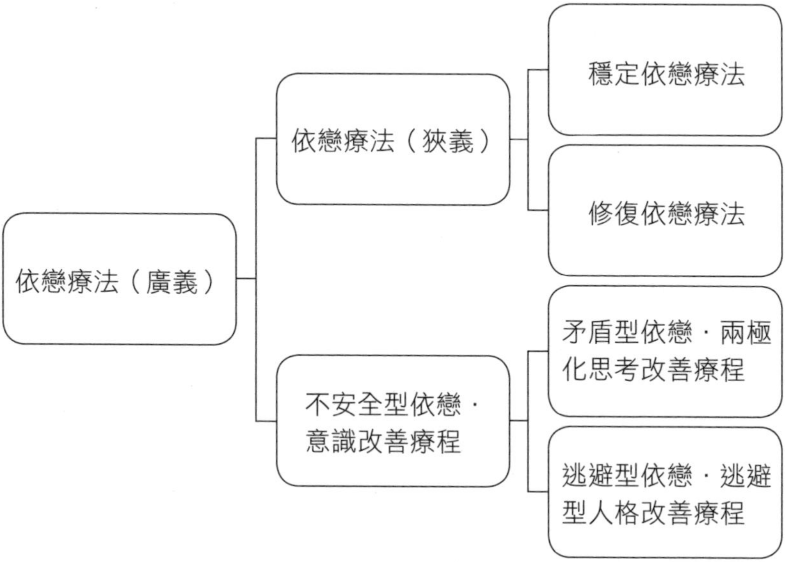

兒童個案多半以①和②的療法為中心，這種療法就稱為依戀療法。等個案年齡增長，某種程度已能自發性地察覺問題，湧現自我改善欲望時，再加入③與④的療法。實際做法是將③與④的內容排入一個療程（不安全型依戀・意識改善療程）中，同時執行③與④的課題。配合個案的依戀種類及必須克服的課題準備了幾種不同療程開始治療後，也會依照課題內容與進步狀況調整療程內容（如上圖表所示）。

像焦慮型（受困型）這樣對依

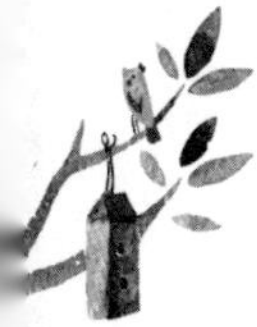

戀感到強烈不安（懷疑自己是否被愛），過度依賴依戀對象，因而在期待與現實間出現落差時產生失望或憤怒心理的人，十分適用矛盾型依戀．兩極化思考改善療程。另一方面，逃避與他人產生親密關係的逃避型（輕視依戀型），或其實渴望親密關係卻因害怕受傷或恐懼展現真正自我，陷入糾結的恐懼．逃避型（這種人多半也有逃避型人格傾向），則適用逃避型依戀．逃避型人格改善療程。雖然這些療程已同時具備撫平依戀創傷的步驟，遇到創傷特別嚴重的個案時，也會另外加上減輕創傷的療程。

此外，對得不到父母或伴侶協助的個案，則以①、③、④療法為中心進行治療。一般諮商從頭到尾只用①療法，個案往往很難獲得安全的依戀。像這樣同時配合③、④兩種療法，可提高個案反省能力與客觀看待事物的能力，一方面克服依戀創傷，一方面提高自發且具有實踐性的行動力，幫助個案確實、及早恢復安全穩定的依戀。

有時也會將以上所有療法統稱為依戀療法。

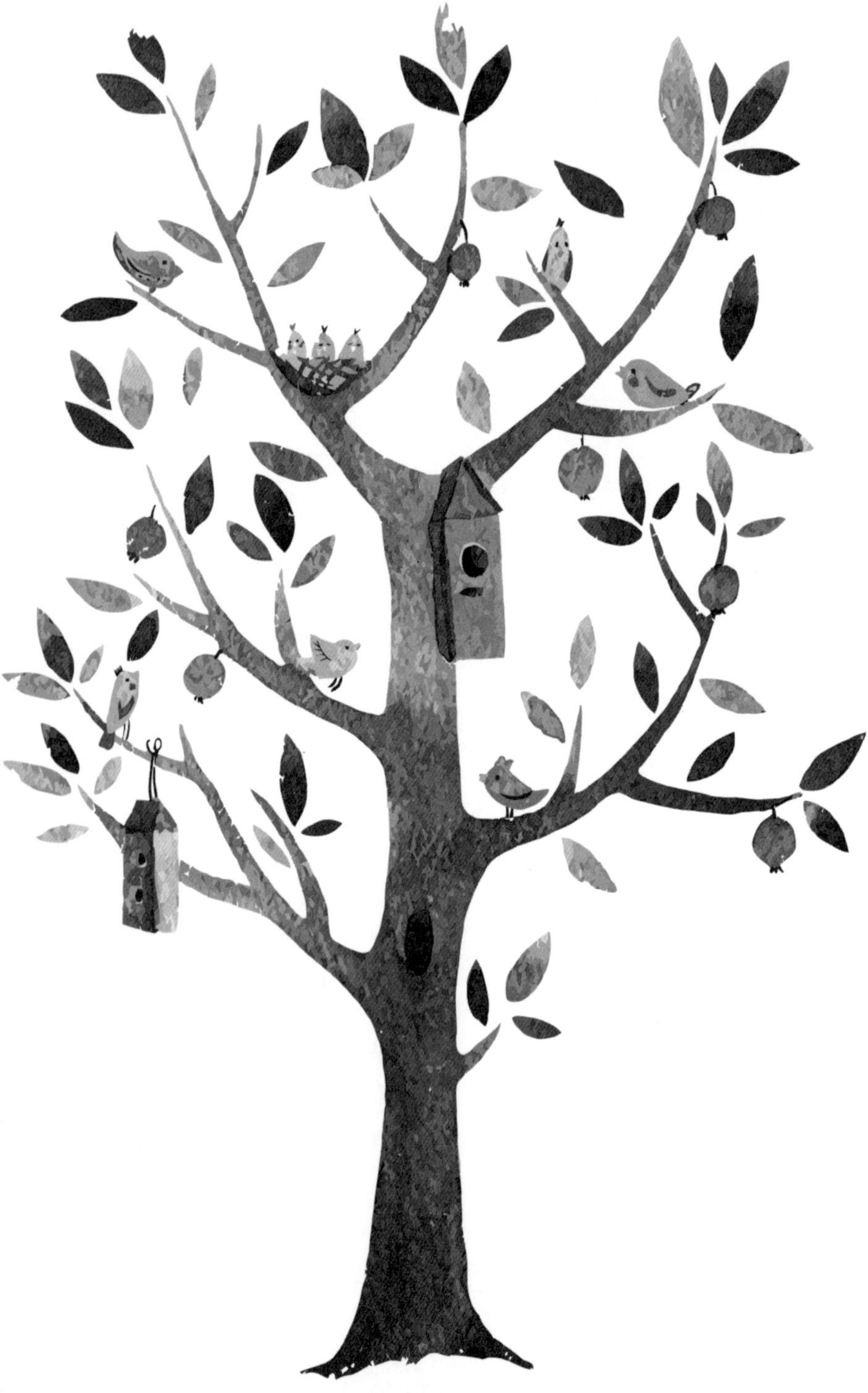

第二章

依戀療法

藉著提高安全堡壘機能，
依戀療法將引出個案本身的潛能，
並透過提昇自我潛力，達到翻轉現況的成果。

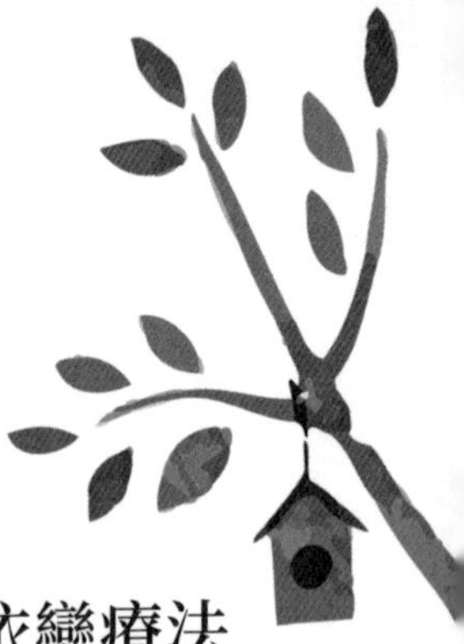

為什麼依戀療法能有效改善各種案例？

依戀療法是根據依戀觀點提高安全堡壘的機能，促進依戀安全穩定，解決並改善各種問題與困難的療法。同時，依戀療法也是能幫助個案（無論小孩或大人）發揮最大程度潛力的手法[37]。

想提高個案的抗壓性或適應力，不是一朝一夕就能辦到的事。不過，只要父母或伴侶願意、有心提高身為安全堡壘的機能，依戀療法隨時都能開始進行。

實際上進行後，可能會有不順利或持續不久便恢復本性的情形，這時只要堅定信念，跟隨指導者進行訓練，就能理解問題出在哪裡。若願意認真執行，無論是孩子還是伴侶，個案的狀態都會呈現戲劇性的改善。

為什麼現代人一定要關注這套根據依戀觀點展開的依戀療法呢？其原因在第一章中也提過，近年來，種種光靠醫學觀點難以解決或改善的困難個案數量激增——然而就連這類案例，依戀療法也能發揮十足效果。一般療法束手無策的個案，使用依戀療法經常就能找到突破的關鍵。

原本的安全堡壘失去安全堡壘機能，或者反過來成為危險堡壘，對個案造成虐待等威脅，依戀療法對這類狀況特別有效。事實上，依戀療法對改善其他狀況也能派上用場，適用範圍非常廣泛，這就是依戀療法最大的特徵。

37《克服依戀障礙的「依戀療法」能改變一個人》（愛着障害の克服～「愛着アプローチ」で、人は変われる，暫譯），岡田尊司著，光文社，二〇一六年。

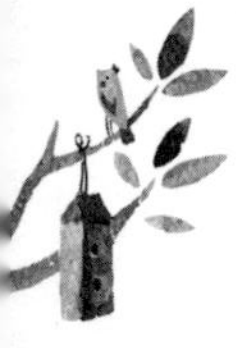

為什麼依戀療法能有效改善各種狀態呢？這是因為，依戀這種機制人人具備，又是能支撐起人們幸福生活的主幹機制。依戀系統不但能抑制焦慮及壓力，還能帶來喜悅、活力等幸福的動力。依戀機制若能順利運作，內心就會多點從容，多點喜悅，也能提高反省與寬容的能力，傾向看事物美好的一面，更願意包容別人，也更容易朝改善各種問題的方向努力。

許多研究都證實，比起採用何種治療法，個案與治療者之間的關係影響更為重大。以憂鬱症的治療為例，無論服用抗憂鬱症藥物還是採用心理療法，個案與治療者之間的關係是否良好，更容易影響改善的結果[38]。

有個研究思覺失調症的知名研究發現，思覺失調症是否容易復發，取決於家人或個案本身是否對自己施以情感壓力。經常被責備或受批判的人，就是經常處於情感壓力下的人，這樣的人即使好不容易治癒，也會以極高比例再度復發。若使用普通藥物療法，於兩年內有百分之五十的復發率，這時若是能指導家人正確對待個案，可將復發率降低到百分之九[39]。

因為處於情感壓力下，就等於處於受虐環境中。從依戀觀點來看，這是理所當然的事實。

38 Zuroff, D. C. & Blatt, S. J., "The therapeutic relationship in the brief treatment of depression: contributions to clinical improvement and enhanced adaptive capacities." J Consult Clin Psychol. 2006 Feb;74(1):130-40.

39 Leff, J., Kuipers, L., Berkowitz, R., Eberlein-Vries, R., Sturgeon, D., "A controlled trial of social intervention in the families of schizophrenic patients." Br J Psychiatry. 1982 Aug;141:121-34.

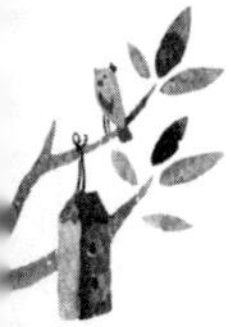

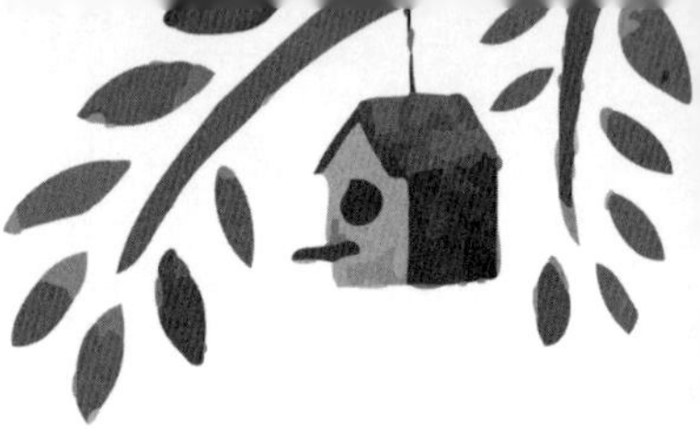

從協助不良少年更生的第一線誕生的依戀療法

如前所述，接觸不良少年的臨床工作，促使英國發展心理學家約翰・鮑比察覺了親子關係的重要性。眾所周知，他最初的一項研究，正是調查四十四名犯下竊盜罪的不良少年家庭環境，發現所有人都在未能充分接收母愛的環境下長大[40]。

半世紀後的日本，筆者也在少年療養院投入了與不良少年相關的臨床工作，結果可以說和鮑比於第二次世界大戰前的英國所發現的事實毫無兩樣。我在少年療養院遇到的年輕人們，毫無例外都有嚴重的親子問題。他們大部分成長於兒虐或放棄育兒的家庭，就連乍看之下家庭環境不錯的個案，只要稍微深入了解，就會發現不是深受父母控制，就是在親情淡薄的環境中長大。毫無例外的，每一個人都有嚴重的依戀問題[41]。

但是，我在那裡遇見的並非全都是孩子們遍體鱗傷、自暴自棄的模樣。其中也有不少人，即使面臨令人絕望的境遇，依然從谷底慢慢往上爬，最後完全康復。那有時甚至必須說是奇蹟。

這些孩子中，有超過半數成長於單親家庭，或者不在親生父母培育下成長，幾乎所有人都患有學習障礙、ADHD等發展障礙，或者有精神疾病、藥物依存等問題。其中有些人甚至還犯了罪，面臨雙重、三重的難題。即使如此，仍有

40 Bowlby, J., "Forty-Four Juvenile Thieves: Their Characters and Home-Life (2nd ed.)." London: Baillière, Tindall & Cox. 1946.

41 《背負罪與病的悲傷孩子們》（悲しみの子どもたち 罪と病を背負って，暫譯），岡田尊司著，集英社，二〇〇五年。

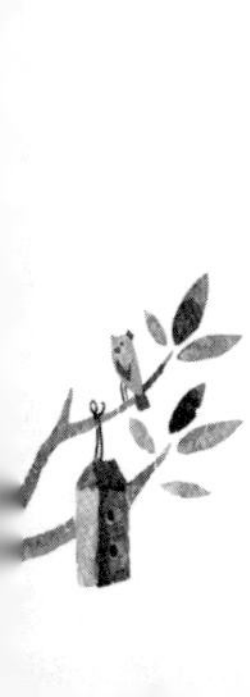

超過半數重新振作，順利更生。掌握他們是否能夠重生的關鍵，就在於「親子關係是否得到修復」。

我經常看到他們康復時，對著過去抱以怨恨及憤怒的父母，一邊流淚一邊道歉，謝謝父母沒有拋棄這樣的自己，願意持續守護。某種意義來說，要等到這一刻才能說是真正的痊癒。

比起沒有經過這個階段就回歸社會的人，能走到這個階段的個案，再犯的機率低上許多。能打從心底與父母和解的人癒後明顯良好。至於沒有走到這個階段的人，就算乍看之下順利回歸社會，幾年後仍很容易再犯案。

對有藥物成癮等嚴重問題的個案來說，與父母的關係能否改善，能否在家庭內找到自己容身之處，都將大大影響康復的程度。即使是狀況壞得令人絕望的個案，只要在最後一刻改善與父母之間的關係，往往能逆轉劣勢，順利康復。這樣的案例我也經常看見。

只不過，影響恢復程度的關鍵並不只有親子關係。有些親子關係差到無可救藥的案例，最後也能成功恢復，順利更生且從此沒有再犯。細看這些個案，會發現他們一定都遇上了願意視他們為家人的支柱。那多半是一邊和他們共同生活，一邊指導他們的法務教官（譯註：少年院等矯正設施中負責教育、矯正收容人的法務部職員），有時也可能是醫生、心理師或外來志工。不管是上述哪個立場的人，他一定都是認真與這孩子相處、溝通，彌補了父母該做卻沒有做的事。

一般來說，少年出院回歸社會後，法務教官就不能再和他們見面，連通信都受到禁止。然而，只要少年還需要他們，不少人不惜違反規定也要繼續與少年們保持聯繫，回應他們的需要。正因有著這份聯繫，許多年輕人從中獲得救贖，甚至在少年們回歸社會十年、二十年後仍不斷給予支援的，也大有人在。雙方的關係早已不再是教官與不良少年，反而更接近一對親子。教官們甘冒受罰的風險，也要繼續支撐少年，當他們的安全堡壘。

就算是能與父母和解的案例，也未必所有人都能就此一帆風順。有些人再次與父母產生摩擦，差點失去安全堡壘，就在這時，能不能有人給他一通電話，或許將影響這孩子接下來的命運。更別說從來沒有改善過與父母關係的孩子，

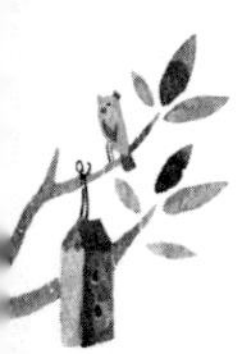

回歸社會後與父母的關係愈來愈差，懷抱寂寞無依的心情時，要是沒有一個讓他逃避的地方，他到底該如何從絕望自棄的心情中得救呢？

起初我以為這些送進少年療養院的孩子都是特殊個案，後來才發現，同樣的道理能廣泛地應用在更多狀況上。例如前面舉過的例子，安全堡壘能否順利發揮作用，將大幅影響憂鬱症患者或思覺失調患者的癒後。這麼一想，我開始用依戀觀點取代原本的常識觀點，觀察各種事態，得出了與過去完全不同的看法。我終於領悟到，人們的幸福與不幸、成功與失敗、身心健康與否，這些都取決於安全堡壘是否順利發揮機能。

事實上，有些尋遍醫療機構也無法治癒的攝食障礙、邊緣型人格障礙患者，最後完全康復了。我想知道為什麼他們能順利康復，經過詢問才發現，遇到好對象結婚後就此穩定下來的人，意外地多。

很多人都知道文豪杜斯妥也夫斯基好賭成性，如果他活在現代，大概會被診斷為賭博成癮症。然而，某天他的賭博成癮症竟然不藥而癒了。到底是怎麼治好的呢？原來，這和他的第二任妻子安娜有很大的關係。安娜絕對不會要求丈夫放棄賭博，也不曾嘗試說服他。眼看丈夫受賭癮所苦，她不但沒有阻止丈夫外出賭博，還拿省吃儉用存下的錢給他當賭金。這樣的舉動打動了杜斯妥也夫斯基，想到為自己做到這個地步的妻子心情，他決定再也不用賭博獲得的空虛快樂，去踐踏妻子的心意[42]。

在某些成功戒除毒癮的案例上，也能看到類似的決心。原本可能一次又一次背叛對方也不以為意，但是看著那個持續相信自己、支撐自己的人，某天忽然產生「再也不想背叛對方」的心情——這就是治癒的預兆。因為戒毒失敗或一再背叛而遭受責備的人，不會產生這樣的心情；只有在發現對方始終愛著愚昧的自己時，才會深深驚覺對方的情感有多深厚，從而察覺自己的錯。

42《追憶杜斯妥也夫斯基 1、2》（回想のドストエフスキー1、2，暫譯）安娜・杜斯妥也夫斯卡雅著，松下裕譯，美篶書房，一九九九年。

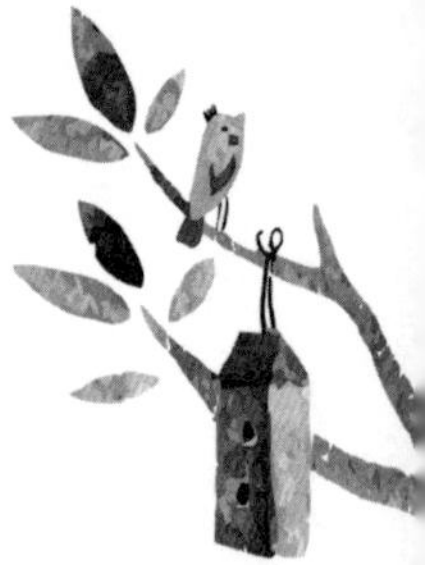

案例／少女如何重拾生存意義

某位少女的案例深深烙印在我記憶中。她的案例除了幫助我直視醫學觀點的極限，也清楚讓我知道，若想幫助個案復原，最重要的應該是什麼。

那個十七歲少女被送進醫療少年院的罪名是吸毒。她不只自己吸食毒品，還協助毒販男友販毒，獨自扛起所有罪名，可以說是以頂罪的型式進入少年院。當時對她最重要的事，是早日贖完罪回到男友身邊。為此，剛進少年院時的她，可說是個完美的模範生。

然而，她不惜做到這個地步也

想守護的男友不但鬧出車禍，還被查出吸毒情事，遭判重刑。這麼一來，無論她再怎麼早回歸社會，想和男友一起生活將是不知道多少年後的事了。

彷彿失去活著的希望，她陷入深度憂鬱狀態，也從這時起多次試圖自殺。我永遠忘不了一心求死的她說過一句話：「不希望母親來參加葬禮。」這裡說的葬禮，指的是她自己的葬禮。

想理解她為何說這種話，必須先知道她過往的人生。

少女的母親在生下她的兩星期後，只留下一封信就消失了，原因是與男人私奔。少女的外公、外婆不得已收養少女，當作自己的孩子來扶養。因此，直到小學二年級的某一天前，少女始終以為外公外婆是自己的親生父母。沒想到某天，一個鄰居小孩開玩笑，無意間暴露了這個祕密。少女哭著跑回家質問外祖父母，心知已無法再瞞下去的兩人，只好將實情告訴她。

外公、外婆雖然擔心少女得知事實後的反應，她卻和以往沒有太大變化，反而更認真課業與運動，成為一個模範生。事實上，她確實是個很有天份的小孩。

這樣平靜的生活之所以開始走樣，原因出在少女與母親的重逢。

少女升上五年級時親生母親生病住院，外祖父母便帶少女前往醫院探病。到了醫院才知道母親住的是精神科病院，因為吸毒造成的後遺症，正在那裡住院治療。

這是少女第一次見到拋下只出生兩星期的自己、離家出走的母親。然而，看著眼前這個有著嚴重黑眼圈、臉色蠟黃黯淡的女人，少女內心只有一個念頭——「長大後絕對不要成為跟她一樣的人」。

但是，從那時起，母親開始不時出現在少女面前。有時給她錢，有時買東西送她。進入青春期後，少女對外公、外婆符合社會規範的教育感到不耐煩，漸漸地，甚至認為只有母親才是最能理解自己的人。然而，和母親走得愈近，和外公、外婆之間的關係就愈糟。

國二那年的暑假，母親問少女要不要住在一起，少女答應了。除了一心想離開外祖父母外，她也一直嚮往與親生母親一起生活。

不料，之後等著她的卻是一場悲劇。母親有個同居男友，某天，那個男人趁母親外出時侵犯了少女。得知這件事的母親不但沒有保護少女，還破口大罵她是「狐狸精」，不只如此，更將少女趕出家門。

少女的人生從此一路墮落。受到母親這樣的對待，外公、外婆不僅沒有出手幫助，還指責她「跟妳媽一個樣」。失去容身之處的少女開始自暴自棄，沉迷於五光十色的夜生活。她在那裡結識了毒品販子，漸漸地，和這個人的關係成為支撐少女活下去的力量。

進入少年院的少女拒絕外公、外婆的探視，即使老人家長途跋涉，她連見也不願意和他們見一面。雖然後來在教官的勸說下勉強見面，但祖孫之間的對話就像兩條平行線。因為她誤入歧途，辜負外公外婆深切期待，彼此都無法接受這個事實。

像是某種抵抗，她經常在探視結束後試圖自殺。這樣的狀況，使外祖父母甚至開始煩惱是否不該再來探望她。

像她這樣的狀況，無論以醫學觀點診斷或開藥服用，都無法達到任何效果。她反覆嘗試自殺至少十次，很可能哪天真的就這麼死了，少年院的員工們每天提心吊膽。繼續這樣下去，很可能招致最壞的結果，在這樣的危機意識下，筆

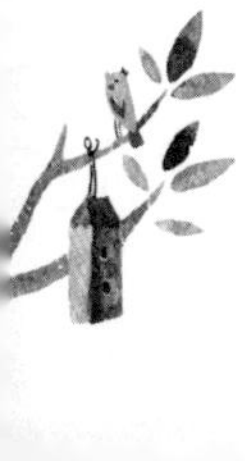

者從與她的對話中強烈感受到的是，少女最想要的，其實只是外公外婆對她的理解。

然而一旦見了面，彼此又只想著自己受傷的部分，一味相互指責，最後又將對方推開，外祖父母也完全失去面對她的自信。

筆者思考如何打破這種局面的方法，發現剩下的只有說服外公、外婆，借助他們的力量了。於是，筆者告訴少女的外祖父母，若想將她從這種狀況中拯救出來，唯有持續對她付出關心，而實際上這也是少女一直尋求的事，只是彼此的想法有所衝突才導致漸行漸遠。筆者建議他們，如果想改善目前的關係，探視少女時有一件事務必遵守。

這件事說來非常簡單，那就是，無論少女說出多難聽的話或做出多忤逆的事，外公外婆只要傾聽就好。既不要反駁，也不要試圖說服她。我告訴他們，只要能守住這一點就好。經過我一再叮嚀，兩位老人家也表示明白後，才讓雙方再次見面。

那天，雙方的對話第一次有了交集。她哭著將自己的心情告訴外公外婆，結束探視前，還抓著兩位老人家的手，對他們表達感謝之意。

以這天為轉捩點，少女開始慢慢恢復了。

不久，少女告訴我，她原本就將養父母（外公、外婆）視為親生父母，也慶幸自己是在兩人扶養下長大。之所以墮落學壞，以至於日後顛沛流離的人生，原因都出在小學二年級時得知生母另有其人——因為從那天起，她不確定自己的父母究竟是誰了。等到親生母親再次出現，與養父母之間已經不安全的依戀關係更加惡化。在醫療少年院的這段日子，可以說是幫助她再次確立與養父母依戀關係的過程。

這時，她已經不再需要依賴毒藥販子男友了。少女寫下斬釘截鐵的分手信，和男友斷絕往來。

當養父母重新拾回身為安全堡壘的機能，與少女之間恢復安全穩定的依戀關係，就代表她真正重獲新生，得以發揮原本具備的高度天份與行動力，人生開始向前邁進。

她的案例讓我明白，只有與安全堡壘之間的關係，才能賦予人們生存的意義。

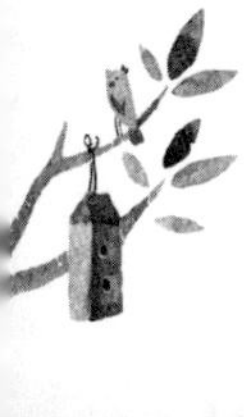

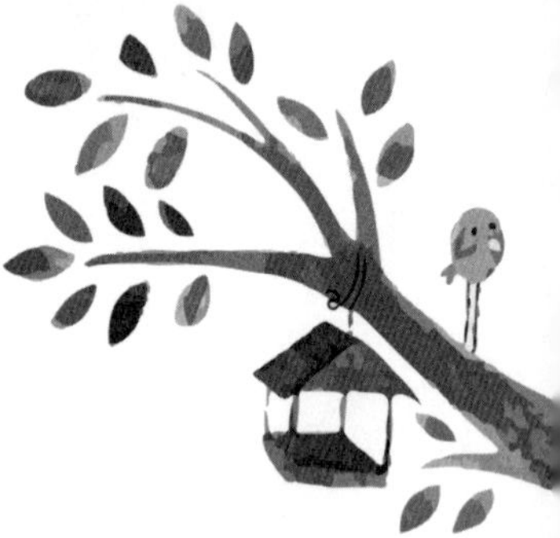

穩定依戀療法與修復依戀療法

那麼，該怎麼做才能提高安全堡壘的機能，達到依戀的穩定呢？

第一章也曾提過，依戀療法的成功，依靠的是兩大戰略。第一，是在個案無法立刻改善與父母或伴侶之間關係時，由治療者或諮商師擔任這段過度期間的「臨時安全堡壘」，幫助個案撫平已受傷的不穩定依戀狀態，獲得一定程度的安全依戀，這稱為「穩定依戀療法」。無論治療者是否意識到依戀的作用，許多治療者或諮商師的治療之所以順利，正可說是穩定依戀療法發揮機能的結果。

一個優秀的諮商師，一定具有出色的安全堡壘機能。不過，必須注意的是，好的諮商師絕對不是浮誇的教祖型人物，靠的也不是舌燦蓮花的口才；教祖型人物只會控制人心，和安全堡壘正好相反。

諮商有各種手法與技巧，各有各的優點，靠的絕對都不是控制。若想引出個案真正的潛能，藉此達到恢復與成長，最重要的一點，還是要看諮商師是否能成為個案的安全堡壘。比起理論說明，這個部分牽涉到更接近身體感受的生物學層級問題，也更具有決定性的作用。

一個優秀的諮商師必須具備豐富經驗與長時間的訓練，才能順利引出個案的潛能。不過，若能站在依戀及安全堡壘的觀點學習更多治療手法，就能大幅縮短累積經驗與訓練的時間。

即使已成為精神科醫師或專業諮商師，還是有很多人不得要領。個案遇上這樣的醫師或諮商師時，別說狀態變好，還可能每況愈下。這類醫師或諮商師有個共通特徵，那就是「無法成為個案的安全堡壘」。不管書讀得再好，熟知再多艱澀的理論或技巧，因為沒有培養這個最根本的能力，對個案來說就完全無

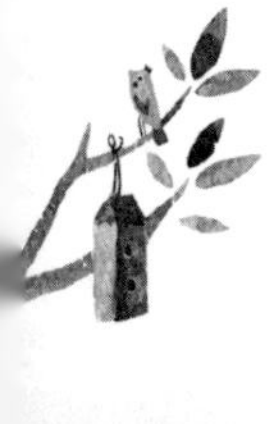

法派上用場了。

相反地，即使是從未學過精神醫學也沒有心理學相關知識的人，只要願意好好理解個案的困難，體貼個案的心情，往往能協助個案達到改善的效果。這類人的共通特徵，也正是懂得如何做一個安全堡壘。

在學習複雜的諮商技巧前，必須先學習如何成為安全堡壘。事實上，遇到擔任諮商師不順利的人，只要指出這一點，再給一些實行上的建議，往往能收立竿見影的效果。只要掌握成為好諮商師的訣竅，實力一定得以提昇。

只是另一方面，也有無論如何都無法進步的人。這是因為他們終究無法反思、自省，也不懂站在個案立場思考的緣故。為了培養反思自省的能力與加強同理心，諮商師必須先擺脫自己的觀點，若是太過堅持己見，受限於自己的觀點，那就很難進步了。

這點雖然也適用於接受諮商的人，對提供諮商服務的人來說，若有心想幫助個案，還是要勤於鍛鍊這個部分，學習用更柔軟有彈性的觀點看待事物比較好。

就這層意義來說，身為諮商師，一定要注意不被單一理論束縛。世上的人事物本就具有多樣性，能用單一理論解釋的事終究有限。依戀理論也是如此，我絲毫不認為這是一套適用一切問題的最佳方法。我自己有時也會採用醫療觀點診治，或是站在認知觀點的角度思考對策。有時，使用自戀觀點等精神分析學上的觀點也會收到良好效果。只要對個案有效，任何觀點都有一用的價值，我也希望自己能做到靈活運用。

決定使用哪種觀點進行治療，就像在解幾何數學題時決定從哪裡畫下輔助線。解決方法不只有一種，不過，一定有一種療法是最適合那個問題的。只要這麼想，該用哪種療法，答案自然浮現，也能確定該從哪個剖面、擷取哪個問題，進而理解問題的構造，這麼一來，問題的解決程度也會有所不同。世上存在各式各樣不同觀點，從分子層級到社會層級都有，這些多樣化的觀點幫助我們認識問題，只要從中選擇最有效的觀點使用即可。而今日社會面臨家庭解體，互助系統岌岌可危的狀況，在這樣的狀況下，依戀觀點經常被視為有效改善問題的一種觀點。

回到諮商的話題，進行諮商時，想跳過生物學基礎相關的依戀要素是很困難

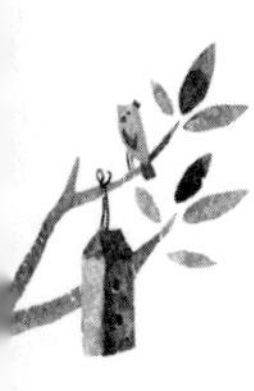

的事。反過來說，只要站在依戀觀點，有計劃性地穩定個案的依戀狀況，就能達到更有效的諮商與對個案的支持。當諮商師猶豫該採取何種做法時，依戀觀點往往也能提供明確的方針。

在依戀療法中，透過有計劃性地協助個案穩定，即使面對依戀不安全，無法繼續一般療法或一般諮商的個案，也能建立起長久穩定的關係。漸漸地，當諮商師與個案之間關係愈來愈成熟，就能為個案帶來穩定的依附。當然，若是遇到依戀非常不穩定的個案，即使是老練的治療者或諮商師，不管再努力也很難與個案建立穩定的信賴關係。這種時候，不如先將這點視為治療的目標，重新思考治療方式，會更容易找到可行的方法。

只要堅持不懈地提供安全堡壘，在大多數個案身上都能看出依戀漸趨穩定的結果。假使遇到提供安全堡壘仍無法順利改善個案狀況，癥結或許出在諮商師本身缺乏反思力與同理心，也可能是個案始終困在造成不穩定依戀關係的矛盾認知中，這時不妨將治療聚焦在這兩點，重新設計改善療程。以工作坊或訓練課程的方式，透過心理教育或反思作業協助個案正視自己的問題。如此一來，個案將更容易承認自己問題何在，也能更積極找出與問題相關的因素。此外，治療者與諮商師也可陪同個案進行訓練課程，彼此的依戀關係將更容易趨於穩定。

只要治療者或諮商師順利發揮安全堡壘的作用，個案就會願意吐露以往對誰都說不出口的苦惱與心聲，這麼一來，又能加深彼此之間的信賴關係。個案有了發洩情緒的管道，透過訴說心聲整理情緒，心情慢慢放鬆，重拾冷靜看待事物的從容，自然而然會朝恢復的方向邁進。

需要注意的是，即使如此，也不代表個案與重要對象之間的依戀關係獲得改善。就算現在稍微恢復活力，仍可能再度受傷、陷入失望。依戀愈不安全的個案愈是如此，穩定依戀療法對個案而言只有暫時的效果，真正的問題依然存在。

到了這個階段，接下來採取的方法，是請父母或伴侶配合加入治療或諮商，以「改善安全堡壘機能」為目標，進入下一步的「修復依戀療法」。舉前面提到反覆試圖自殺的少女為例，修復依戀療法才真正掌握她完全康復的關鍵。在強烈的危機意識下，若父母或伴侶也拚命參與治療，多數個案都能獲得顯著的恢復。相較之下，也有完全無法獲得協助的個案，或是父母伴侶只是暫時協助，

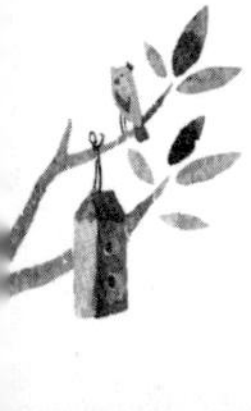

出現缺乏決心或嫌麻煩等情形，這些對個案本身而言，都會造成阻礙恢復的負面效果。

然而，以長遠的眼光來看，只要堅持不懈地與個案建立關係，隨著關係的逐漸穩定，個案本身的狀態多半也能穩定下來。恢復愈是困難的個案，做為其安全堡壘的對象（父母或伴侶）自己多半懷抱各種問題，往往難以為個案提供正常的安全堡壘效果。這種時候，協助父母或伴侶藉由諮商獲得支持，先解決他們的問題，反而是改善個案狀況的捷徑。

遇到不安全依戀問題嚴重的個案時，依據我的經驗，比起個案當事人的診療，先從支援父母或伴侶著手反而更有效。即使是其他方法都行不通，陷入治療瓶頸的個案，採用這個做法，通常就能突破問題的癥結。

案例／
疑似發展障礙的T小弟

小學四年級的T小弟被母親帶來接受檢查，原因是校方擔心他可能有發展障礙。T小弟最近在學校屢屢與同學發生衝突，對介入指導的級任導師也採取叛逆反抗的態度。此外，聽說他近來抗拒上學，請假次數也增加了。

T小弟在社會性的發展上確實有些遲緩的狀況，但上述問題都是這幾個月內發生的事。經過詳細詢問，他的母親才告訴我，原來T小弟的父親在他三年級時過世。T小弟的母親噙著淚水說，以前父子倆曾一起飼養鍬形蟲，現在就算兒子問了關於鍬形蟲的事，不熟悉昆蟲的她也不知道該如何回答。她一直是全職家庭主婦，幾乎沒有在外工作的經驗，失去丈夫的打擊令她手足無措，不知該如何成為兒子的支柱，她似乎完全喪失自信了。

為T小弟做了發展檢查，確實發現他在發展上有輕度的問題。然而，此時若將焦點放在他的「發展障礙」，反而會令母子倆更加沮喪，對改善事態毫無幫助。在這種狀況下，與其說是T小弟的發展障礙引起上述問題，不如理解為失去父親這個安全堡壘後，T小弟不但沒有得到其他安全堡壘的彌補，在學校裡還被視為問題兒童，使在家中與在學校都找不到容身之處的他出現行為問題。

因此，此時需要的是先支援T小弟的母親，協助她早日正常發揮安全堡壘的機能。同時，也需要級任導師理解T小弟的特殊狀況與個性，成為他暫時的安全堡壘，提供過渡時期的支持。於是，我先著手治療母親的憂鬱症狀，在心理上給予支持，也建議她該用哪種態度面對T小弟。另外，我將發展檢查的結果告知級任導師，請他理解T小弟的特性，做出適當的應對指導。

幸運的是，除了母親之外，級任導師也很願意配合。在深入理解T小弟面臨的狀況後，導師努力發揮了安全堡壘的機能，最後，在四年級結束前，T小弟的狀態已完全穩定下來，也很願意信任導師。之後，不只行為問題得到改善，成績有所進步，整個人重拾自信。

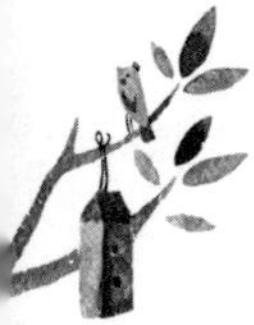

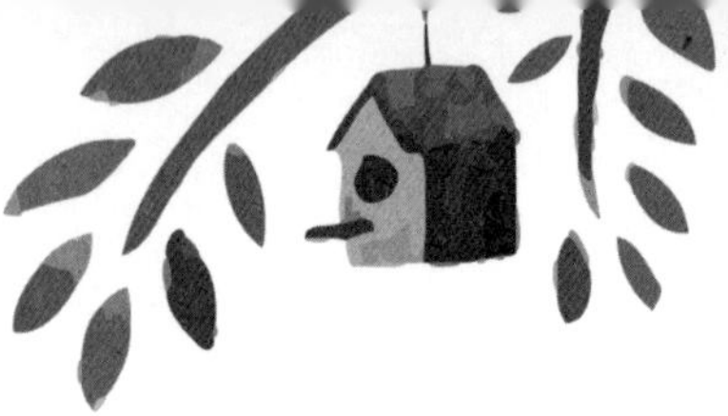

案例／難以向父母發聲的 W 小姐

不到三十五歲的W小姐來尋求協助時，已經失去活著的希望，反覆自殺過無數次，陷入身心千瘡百孔的狀態。一再地試圖自殺、自殘，強烈的自我否定，慢性的空虛感……從優秀大學畢業，還考上研究所的W小姐，為什麼會變成今天這樣呢？

W小姐是家中三個小孩的老二，從小就是乖巧不須大人操心的孩子。父母經營工廠，一年到頭都很忙碌，還時常因為經濟問題爭吵。不只如此，由於最小的妹妹體弱多病，母親的注意力都放在妹妹身上，疏忽了對W小姐的照顧。

內向文靜的W小姐曾在學校遭同學霸凌，這個經驗導致她成年後仍恐懼人群，對自己沒有自信。

幸好用功的W小姐成績不錯，從學業上重拾了些許自信。在升學班就讀的國高中時代，是她人生中最安穩的一段時光。

然而，明明考上第一志願的大學，入學後她的狀況卻漸漸不穩定。身邊充滿優秀的同學，她再也考不出過往的好成績，無法維持一路走來的模範生自我認同，使W小姐失去自我支持的力量。

一場失戀後，她陷入自己毫無價值的苦惱，整個人被想死的情緒困住。第一次試圖自殺時，受到驚嚇的父母也曾一度溫柔對待她。然而，一而再、再而三地試圖自殺，最後只換來父母「妳夠了吧！」的指責，也不再繼續關心她。

考研究所和找工作的過程也一樣，原本表現都很完美，途中卻對太完美的自己感到筋疲力盡，只要一受教授或上司嚴詞責罵，W小姐就開始覺得活著很累，產生想結束一切的念頭。

從這些過程與症狀看來，應該可將W小姐診斷為「邊緣型人格障礙」。然而，做出這個結論固然簡單，光是安上一個病名，對她的康復仍是毫無幫助。

為她提供臨時安全堡壘，傾聽她訴說心聲一段時間後，我深切感受到W小姐了無生趣的根本原因，出在認為自己不被雙親所愛。如果不想辦法改善這一點，恐怕很難扭轉病情。

從W小姐從小到大經歷的過程看來，她的父母也有可能不願意提供協助。只是，如果能得到他們的協助，這一定會是個起死回生的好機會。

於是，我問她是否能請父母也來和我見一次面。起初W小姐顯得有些為難，我便要她轉告父母，身為主治醫生的我，無論如何都希望他們配合。

不久之後，我見到了W小姐的父母。才剛開始說明，他們就濕了眼眶。看到他們的反應，使我明白W小姐的父母絕對不是不關心她，只是雙方一碰面就容易起爭執。看來，W小姐還是有希望康復的。

我先肯定這對父母養育子女的辛苦，再盡可能忠實地代替W小姐說出內心話。我請他們不要只看表面上的行為，也要去理解W小姐只能藉由這種行為表達內心想法的背後原因。

W小姐的父母噙著淚水，回想過去自己如何讓這個女兒承受寂寞。他們告訴我，只要自己做得到，什麼都願意配合。於是，我請他們成為W小姐的安全堡壘，並告知做為安全堡壘該注意哪些事項。此外，我也告訴他們，最重要的是付出父母體貼女兒的溫柔心意。

之後，W小姐臉上慢慢開始出現開朗的表情。

再後來，她一點一點復原，找到工作，也和在職場上認識的男友結了婚。對照剛來接受診療時的情形，真想像不到她後來竟能成為一個孩子的母親。W小姐說，看到父母疼愛自己孩子的模樣，過去對父母的不諒解都煙消雲散。

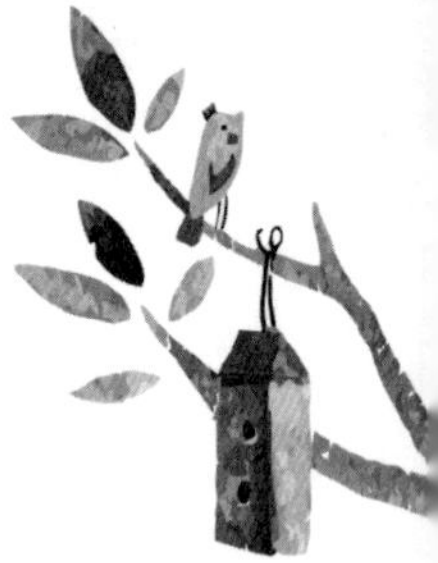

面對無法回頭與改變不了的父母或伴侶時

遺憾的是，並非所有案例都像W小姐一樣幸運。世界上也有無論如何都不懂反思、自省，無法站在對方立場思考的父母或伴侶。那樣的人只會認為自己是被害者，也改變不了他們看事情的觀點。無論當事人再怎麼努力，都無法改善和這種父母或伴侶之間的關係，只有自己不斷受傷害而已。在這種情況下，別說重拾安全穩定的依戀，就算開始感到安全了，很快又會再次受到傷害。

這類案例必須先和對方拉開適當距離，以確保個案本身的安全穩定為優先。等經過一段充分時間，或個案也找到其他安全堡壘，本身狀態完全穩定下來，也有多餘力氣了，才能再次嘗試修復與對方的關係。即使如此，最好仍不要抱持太大期待，必須謹慎行事，依然維持一定距離，避免再次承受巨大傷害。

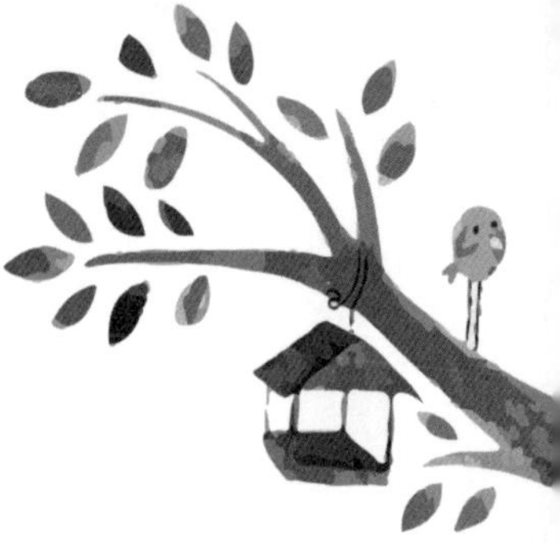

即使只有一方
進行修復依戀療法

某些案例的情形，是只有父母或伴侶這一方希望改善關係而前來尋求諮商。這種時候，即使諮商師不跟孩子或另一半見面，兩者之間的關係也能得到大幅改善。有時，子女或另一半的行為甚至會達到判若兩人的地步。這正可說是依戀療法的真髓。

只有父母或伴侶進行依戀療法時，父母或伴侶改變了自己，進而帶動雙方關係愈來愈好，這種時候經常發生一件事，那就是看到父母或另一半的改變，子女或伴侶也開始對諮商感到好奇，想知道諮商究竟是怎麼一回事，於是自己也加入諮商的行列。事實上，這種例子非常多。

以親子關係不佳的個案來說，若感到痛苦而來諮商的只有子女這一方，這時往往無法適用修復依戀療法。相對地，若來諮商的只有父母這一方，這種療法則多半非常有效。光是父母願意改變想法或態度，就能連帶地讓子女產生明顯改變。類似這樣的案例，至今我已接觸過許多。

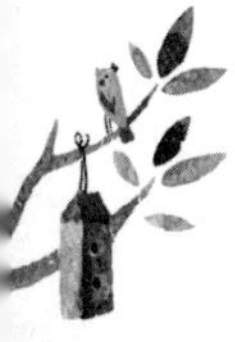

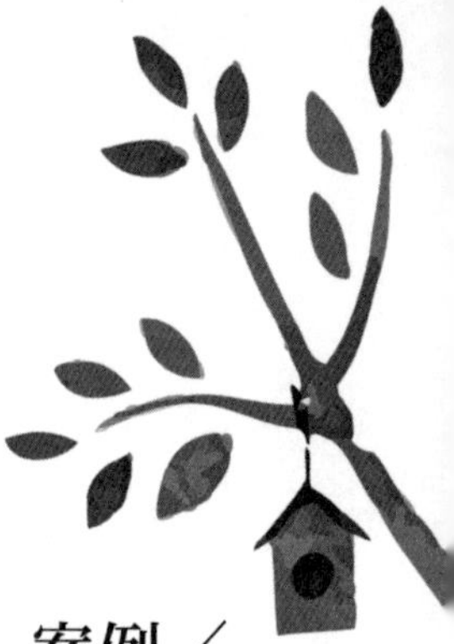

案例／
克服重度毒癮的兒子

有位母親前來尋求諮商，她的煩惱是吸毒成癮、一再戒毒失敗的四十多歲兒子。這位母親最初來找我時，已經陷入走投無路的狀態。她說自己總是擔心兒子是否又開始吸毒，無法擺脫焦慮的心情，不停用懷疑的眼光看兒子。其他家人已遠離這個兒子，可說與所有家人脫離關係，只有母親與他保持聯絡，但就連這位母親也開始煩惱自己是否該斬斷親子緣份。

我一方面先穩定母親本身的情緒，一方面向她說明，只有當她成為兒子的安全堡壘時，兒子才不會再為了逃避現實依賴毒癮。同時，我也建議她該保持什麼樣的心情與態度面對兒子。

原本一心認為只有兒子有問題的她，慢慢開始意識到自己的問題。想起以往因為克制不了自己的焦慮，一再質問兒子是否還在吸毒，或是一天到晚叨唸兒子沒有好好工作，盡說些不中聽的話。這種相處模式，從兒子還是國中生時持續至今。她說自己原本是全職家庭主婦，後來丈夫辭職創業，她在家也必須幫忙丈夫工作上的事務，漸漸沒有多餘心力關注兒子。不但忽略兒子的需要，一開口就是指責或斥罵。如此細細爬梳過去，她才終於發現兒子有多麼寂寞。

母親的態度一改變，兒子的行動也產生了變化。以前只有缺錢才偶爾出現的他，漸漸增加露面的次數，甚至會跟母親閒聊些無關緊要的小事再離開。母親雖然有很多話想問，但也提醒自己注意配合兒子的步調。再過不久，兒子主動和母親聊起工作上的事和朋友的話題，這都是他以前從來不說的事。雖然這些話題又造成了母親其他的擔憂，但我告訴她，這樣已經有進步了，不要過問太多，他願意說什麼就聽他說吧，只要這樣就好。

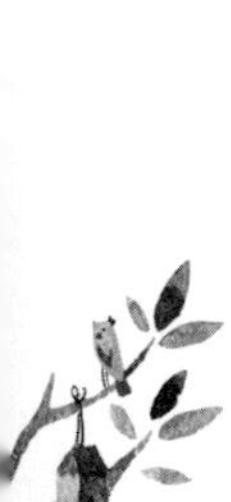

心結解得差不多時，正好另一個兒子的女兒要結婚，母親猶豫是否該通知這個兒子參加婚禮。考慮到這是修復他們兄弟感情的好機會，筆者的建議是，只要另一個兒子不反對，出席婚禮對個案來說也是幫助自己積極向前的機會。事實上，事情也真朝這樣的方向演變，參加姪女婚禮後，個案感覺自己不再像過去那樣被手足親人排擠，孤立感也減輕了。不只如此，面對家人的善意，使他反省起過去自己給大家帶來的麻煩，進而感謝還願意接納自己的家人。

後來，個案與青梅竹馬的女性重逢、交往並結了婚。對他來說，這位女性熟知他的一切，從母親手中接棒成為新的安全堡壘。即使如此，這位母親還是經常擔心兒子。不過，她的擔心也慢慢減少，開始懂得如何讓自己過得輕鬆點。

如何成為安全堡壘

如前所述，幫助依戀安全穩定的療法有兩種，不過，這兩者也有共通之處——那就是盡力成為個案的安全堡壘。無論是由諮商師暫時取代家人成為安全堡壘、由家人自己努力成為安全堡壘，或由諮商師協助家人支持個案，基本上都一樣。

想成為安全堡壘，必須知道哪種狀況才稱得上是安全堡壘，以及為此需要注意哪些事，對這些有了理解後，還得努力學會並實踐才行。光是腦袋明白還不夠，必須用行動實踐、實際學習，才能順利成為安全堡壘。

首先，讓我們看看「成為安全堡壘的條件」是什麼吧！

1 不威脅個案安全

第一個條件說來理所當然，就是不可威脅到個案的安全。不只在個案需要協助時守護身邊，更重要的，是不做任何有可能威脅到他安全感或安心感的事。

有時，即使認為自己是在守護對方的安全，對個案來說卻只是嘮叨詢問他討厭聽的話，或是對他做出不必要的指點，讓個案感到坐立不安。換句話說，這就是讓個案失去安全感。

當然，更不可以去指責個案或攻擊個案，這都是必須極力避免的行為。

追根究底，一個人需要安全堡壘時，往往都是比平常脆弱的時候。個案都已經處於受傷脆弱的狀況下了，肯定比平常更容易煩躁不安，也常說些任性的話。

這種時候，無法成為安全堡壘的人，不但看不出個案的這些徵兆，也不知道這是個案發出的求助訊號，反而以為個案故意擺出攻擊性的態度，暗自心想「這孩子真麻煩，怎麼又這麼煩躁了？到底有什麼不滿？」或「盡是說那種任性的話為難別人，都這麼大了還要人家照顧，依賴也該有個極限」，對個案表現得比平時更冷淡。換句話說，無法成為安全堡壘的人，只會將個案視為「壞孩子」或「壞人」，因此，對個案表現得非常冷淡。

然而，事實是個案自己也不知如何是好，但又無法獨自消化所有難題，只好向外求助。這時，一旦發現自己被視為「麻煩的孩子」或「拖累別人的人」，遭到比平常更冷淡的態度對待，個案也就無法再依靠對方了。不願對方討厭自己，不想被當成「燙手山芋」，個案漸漸無法說出內心真正的想法，家人自然更無法發揮安全堡壘的作用。

唯有感覺到自己可以說真心話，甚至說最難聽的話也沒關係時，個案才能擁有安全感。請特別注意個案是否說出了真心話或難聽話，如果個案只願意說好話，或做出「自己沒有任何問題」的發言，就表示他不認為你是能令他放心、感到安全的對象。

人活著難免有煩惱與辛苦之處，向原有的安全堡壘傾訴對這些事的苦惱憂

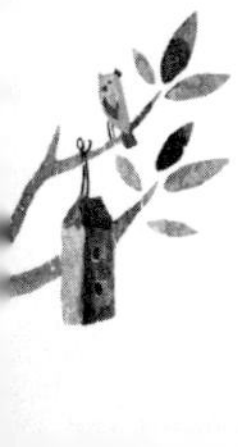

慮，這是很正常的事。當這些重要的話說不出口時，就表示原有的安全堡壘已無法順利發揮機能。

另一種讓個案感到安全受威脅的態度，就是無視對方真心尋求或重視的事，也不管對方想用什麼方法進行，只是一味將自己的期待、標準或方法強加在他身上。這種態度也會讓對方失去安全感。由於自認那是長年經驗累積得來的最佳選擇或最輕鬆的方法，忍不住就會要求個案也接受。然而，這種做法完全沒考慮到彼此站在不同的立場，也未能體貼當事人的心情。無視對方的想法，只是丟出自己的結論，對個案而言，與他真正的想法出現落差，反而導致更多混亂與迷惘。但是因為他對自己沒有自信，經過一陣煩惱後，可能會決定照你說的去做。問題是，那並非當事人自己得出的結論，只不過是配合你的期望，或是在沒有自信下做出的妥協，到最後往往還是行不通。就算乍看之下順利，當他發現那終究違背自己內心想法時，多半又會半途而廢。很多時候，身邊的人只是說了不必要的話，妨礙個案做出真正的選擇，徒然浪費多年時間繞遠路罷了。

若當事人有自己的想法，當旁邊的人強迫他接受其他觀念時，只會讓他感到厭煩，慢慢地就不想跟那個人說話了，否則一開口就是爭辯；比起乖乖照對方說的做，其實這樣還好得多。只是，無法成為安全堡壘的人往往認為自己的結論最正確，認定個案人生經驗不足、不夠成熟，才會做出與自己不同的結論，一心只想說服個案順從自己。如果個案不聽，就把個案貶為愚昧之徒。

事實上，身邊的人拚命想塞給個案的結論，對他的人生而言未必是正確選項，有時可能派不上任何用場，也可能不符合他的需求，有時甚至是被時代淘汰的落伍選擇。然而，無法成為安全堡壘的人卻無能察覺自己的頑固，不知反思，還以為自己的答案最正確。

就算必須繞遠路，讓當事人自己做出決定，邁開腳步前進，才是最快康復的捷徑。

2 給予感同身受的回應

當穩定的依戀成立時，會出現什麼樣的反應呢？將鮑比依戀理論進一步發展起來的瑪麗・愛因斯沃斯，除了在英、美等國進行研究，也在烏干達這個文化社會全然不同的國家，對母子關係做了鉅細靡遺的觀察，進而察覺一個重要的共通點。她發現，無論在何種文化或社會下，能對幼子展現安全依戀的母親，通常隨時照看著孩子，孩子一有任何事，就能馬上做出反應，將孩子抱起來。立刻給予回應孩子的要求，這樣的「回應性」就是愛因斯沃斯察覺的重要共通點。因為總是專心注意著孩子，所以才能立刻做出回應。就算孩子不在腳邊或馬上抱得到的地方，母親的眼神也總是放在孩子身上，以便遇上任何事都能立即做出反應。

所謂「感同身受的回應」，就是親身感受孩子的需求並加以回應。為了做到這點，必須和孩子一起感受他們感受到的東西。孩子哭了，要能從哭聲和表情中分辨他是出於痛苦或恐懼而哭泣，還是空腹口渴、想要吃東西，或者只是在撒嬌討抱。感受得出孩子哭泣的意圖，這種特質稱為「感受性」，有時也稱為「心智化」（mentalization，是一種能站在對方立場理解對方心情的能力）。

當然不會一開始就很順利，但是，只要把全副注意力放在孩子身上，細心留意孩子的狀況，從失敗中累積經驗，漸漸就能從孩子的反應讀取他們的意圖。

感同身受的回應來自熱情與努力，不是敷衍了事或隨便應付就能擁有的能力，只有拚了命地為對方著想，才會達到這樣的結果。

站在「感同身受回應」的觀點，希望大家特別注意的是——不要淪為單方面的干涉。做為安全堡壘，若想正常發揮功能，最重要的是隨時留意對方的反應，和對方互動。

自己另有煩惱或懷抱痛苦時，無論對方是誰，要做出感同身受的回應並不容易，無論如何心思都會飄回自己的煩惱上。即使是專業的諮商師，遇到身體不舒服或自己另有煩心事時，做出感同身受回應的能力也會降低。雖說諮商師多半受過訓練，在自己另有煩惱時也能將注意力集中在個案身上，但畢竟諮商師也是人，難免會受到影響。就這層意義來說，身為諮商師，整理好自己身心狀態是很重要的事。就像外科醫師如果手術前一天沒有好好休息，就有可能導致手術結果不佳。

身體不舒服時，勇於承認也很重要。這是因為，若無法像平常那樣馬上給予回應，有可能造成個案誤會自己不再受到關心。相較之下，預先坦承自己身體

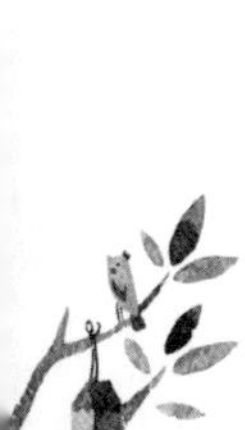

狀況不佳，讓個案知道你已盡力給予回應，他也就能用正面態度對待這件事了。

以家人的狀況來說，由於不像諮商師有職業上的使命感與責任感，缺乏將工作完成的專業意識，一旦自己身心狀況失調，就很容易直接影響到身為安全堡壘的機能。家人心不在焉，反應遲鈍時，個案很可能因此產生不信賴或被拋棄的感覺，為了不造成這種後果，身體不舒服時，最好直接告訴對方「抱歉，我今天身體不舒服，好像有點心不在焉。別擔心，我會馬上恢復的」，像這樣解釋清楚，應該就能消除個案內心的疑慮。

3 維持秩序性

另外很重要的一點，就是必須維持毫不動搖的秩序性。

平常隨時默默守護個案，當他遇到危險或試圖做出不好的事時，立刻阻止或發出警告。

維持生活秩序，保護個案不受外敵與危險侵犯。如此一來，在穩定安全的生活中，孩子也能學會如何過舒適的生活。

想維持生活秩序，身為安全堡壘的人就得保持自身穩定，稍微遇到麻煩事時不慌不忙，立刻傳遞「沒問題」、「不要緊」的訊息給個案。一個態度陰晴不定，說話做事沒有一貫性的人，將無法成為良好的安全堡壘。換句話說，任何事都有計劃性，知道下一步該怎麼走，也是身為安全堡壘非常重要的特質。

相反地，「不知道什麼時候會發生什麼事」的環境，正是虐待案例的典型，除了施虐行為外，處於難以預測下一秒會發生什麼事的狀況，也讓受虐者與施虐者之間形成最不穩定、最無秩序可言的依戀類型。

之前提到，「感同身受的回應」是成為安全堡壘的條件之一，這或許會讓人誤以為安全堡壘必須無條件容忍、寵溺對方的一切，其實並非如此。雖然必須回應對方的需求，但這麼做的大前提是「保護對方」。任何對當事人無益的事都不能輕易答應，遇到這樣的情況時，反而得強制對方聽自己的才行。

舉個例子，兒子有毒癮，想跟父母要錢買毒品。這種時候，兒子要錢就給他，對重振他的人生不但沒有幫助，反而產生負面效果。另一個例子是兒子犯罪遭逮捕，家長請了許多律師辯護，即使獲得無罪或緩刑的結果，當事人也無法因

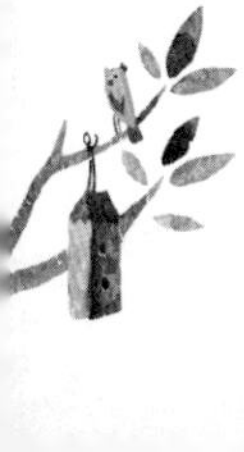

此走上正途，對他來說不是好事。

與其如此，就算會受孩子怨恨也要報警，將他送入監獄服刑，孩子才有機會重獲新生。有時，身為安全堡壘就是必須做到這麼嚴格的地步。

安全堡壘要在真正的意義上保護對方，不能只看眼前好惡。說得極端一點，只要能保護他，就算必須讓當事人負起法律責任，也不能有所猶豫。

只要能真正保護當事人，不惜與全世界為敵也要陪他並肩作戰。但是，如果是會讓他變得更糟的事，就要挺身而出，鼓起勇氣拒絕。做為安全堡壘，這種堅定的堅強是必備要件。

4 反思能力與站在對方立場思考的能力

依戀機制本來就不是成立在艱澀理論下的機制。守護幼子，將其扶養長大，這種哺乳類動物共通的機制，就是依戀。就算不講艱澀的道理，依戀原本就能發揮出色的作用。

因此，動物母親只要思考如何育兒即可。就算自己沒法好好吃上一頓，也堅持要為孩子哺乳，舔舐孩子的身體保持清潔，並經常將孩子放在自己隨時看顧得到的地方。當有外敵出現，則會為保護孩子表現出平常罕見的凶狠姿態。正因親子之間有依戀關係存在，這一切才得以實現。

然而，即使是如此拚了命養大的孩子，成長到某一時期後，動物母親便不再給予奶水，還會督促孩子獨立。有些種類的動物甚至會將孩子趕出巢穴，終結親子關係。因為等下一次發情期到來時，母親眼中將看不到孩子的存在，必須在那之前完成孩子離巢自立的過程才行。

只有靈長類與人類比較特別，普遍維持長時間的親子關係。這是因為，靈長類和人類需要很長一段時間才會成長為大人。之所以有這樣的差異，則是因為我們擁有特別大的腦部，大腦需要這麼長的時間才會完全成熟。配合這段期間，人類親子也就維持了長時間的依戀關係。

動物生下孩子哺乳，在離乳之後幾乎已可結束育兒階段，剩下的只要待在孩子身邊照顧、保護他們的安全，必要時提供協助或救援，發現孩子想涉險時加以勸阻，差不多做到這樣就夠了。前面提到的三個條件，從動物行為中也看得

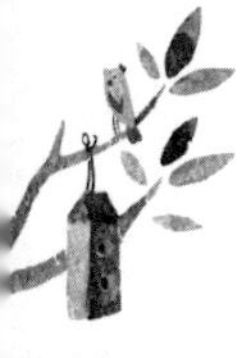

到。當然，以人類的情況來說，由於加上了文化、社會方面的修飾，呈現出的形貌比一般動物複雜，但本質依然相同。做父母的盡力持續注意孩子狀況，在孩子發出求救訊號時加以回應，滿足孩子的需求，保護他們不受危險侵擾。

不過，伴隨大腦的進化，人類「身為人子的時代」愈來愈長，人類開始維持比一般動物更長期間的親子關係。為了呼應這樣的變化，人類演變成終生維持親子關係的物種，彼此間的依戀不會隨乳幼兒期的結束而告終。依戀關係對人類而言，是一種成年後仍發揮作用的機制。

隨著身為人子時代的拉長，也就是隨著腦部大小的進化，人類擁有了這套維持長時間依戀關係的機制。這麼看來，以言語為媒介的高階溝通方式，和反省思考的能力同為大腦進化的產物，就某種意義來看，也與依戀機制密不可分，至少可說是平行發生的現象。

從此之後，依戀非但不只是生物的原始機制，更進化為只有人類才擁有，使人類建立起高度文化社會的高次元機制。換句話說，從人類身上看到的依戀，一方面具有和哺乳類一樣發自賀爾蒙，屬於生理學基礎的一面，另一方面更發展為長達一輩子的特殊依戀關係。這件事與腦部的巨大化，尤其是人類腦部獨有的前額葉皮質高度進化密不可分，因此，依戀得以成為可稱之為「愛」的高度文化、社會行為。所謂「永遠的愛」的概念正起源於此，堪稱人類進化之真髓，亦是依戀這種自有哺乳類以來便存在的機制，與腦部（尤其是前額葉皮質）飛躍式的進化兩相結合的結果。

因此，人類的依戀特性，轉變為只有人類才能達成的高度行為「愛」。此一行為與高度進化後的腦部相關，帶有光靠肌膚接觸或生理照顧無法滿足的複雜性質。

由此可見，動物身上沒有的要素，對人類而言卻成為維持穩定依戀必須的條件。其中最重要的要素是前額葉皮質的重大機能，也就是「反思能力」與「站在對方立場思考」的能力。

「反思反省」與「站在對方立場，體恤對方心情」，這兩種能力有一大共通點——那就是抽離自己的角度看待事物。不只從自身角度出發，而是站在客觀角度審視自己，自我反省，或站在對方立場體諒對方的心情。只有擁有高度進

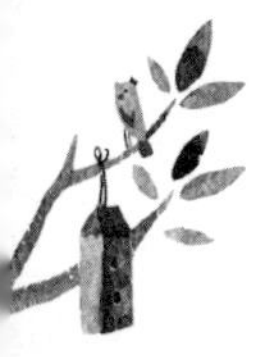

化大腦與前額葉皮質的人類才能做到這件事。

擁有穩定依戀的人，都是能順利發揮這種經過高度進化，只屬於人類技能的人。這樣的人善於從自己的觀點抽離，也懂得回頭反省自己，對他人的心情具有同理心。這種能力又稱「反映功能」（reflective function）。

反映功能這個用語原本側重「反省自身」的一面，後來也含有「顧慮他人心情」的意思。最早指的是能察覺對方意圖，站在對方立場理解，後來也用來表示所有「脫離自我觀點思考」的後設認知機能。換句話說，反映功能和心智化都已超越原本的意思，幾乎成為同義詞。此外，兩者的共通點，就是都用來指出「只有人類能達到的高度大腦運作」，也就是「脫離自己的觀點，站在他人角度思考」的能力。

這種堪稱進化巔峰的高度心理機能，來自認知能力的發展與哺乳類共通的依戀機制作用。

想促成依戀穩定，除了依戀本身的層面外，也必須具備認知層面的作用。認知層面作用的核心，便是培養反省自身，同理對方心情的能力。

那麼，該如何培育這種能力呢，最有效的方法，就是實際接觸具有這種能力的人，以他們為學習範本，親身體會到自己如何受對方重視珍惜，自己也就能培養出這種能力。事實上，只要身邊具備擁有這種能力的大人，孩子們就能從耳濡目染中獲得上述反省與同理的能力。如果身旁的大人總是能體貼孩子的心情，不但不會一味責備孩子的過失，反而懂得反省自身的缺失，大人自然成為孩子的範本，讓孩子學會同樣的能力。

相反地，如果身邊的大人都是從來不懂反省自己，只知責怪別人，絲毫不顧慮他人心情的人，為了在這種環境下生存，孩子也只好捨棄為他人著想，體貼他人心情的能力。

擔任安全堡壘的人，必須發揮反省自我與站在他人立場思考的能力，如果自己這點發展得不夠好，就得先從改善這點做起。以諮商師為職業的人，如果想做好這份工作，這方面的能力絕對不可或缺。為人父母或伴侶者也必須確實具備這種能力，否則無法好好幫助孩子或伴侶。

每個諮商師的個性都不一樣，這是理所當然的事，有人擅長認知型療法，也

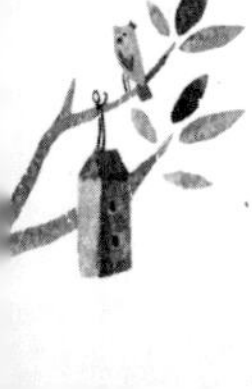

有人擅長共鳴型療法，很快就能破除與陌生人之間的藩籬，建立良好關係。當然也有人兩種都擅長，但不等於一定要這樣才是好的諮商師。一般而言，逃避型人格的個案比較適合擅長認知型療法的諮商師。因為他人的體貼與同理，有時反而會讓逃避型的人感到坐立不安。不安型的人則是過度追求依戀，非常需要獲得別人的共鳴，認知型療法就不太能打動這類型的心，因此由擅長共鳴型療法的人來諮商會更順利。

不過，不管哪種類型，反省自己及站在對方角度思考，都是不可或缺的能力。

此外，認知型療法與共鳴型療法就像左右兩邊的車輪，只要有一方太傾斜，車體就容易失去平衡。容易偏向認知型療法的諮商師，努力增加共鳴型療法更能保持平衡，反過來說，容易偏向共鳴型療法的諮商師就要稍微增加一點認知型療法，相信一定能加深自己的理解與洞察力。

由家人擔任安全堡壘的情形基本上也一樣。家人之間原本就比較偏重共鳴型療法，滿嘴大道理的父母，對孩子來說，就算心懷感謝，還是有點麻煩的存在。話雖如此，太流於情感的父母看在小孩眼中則是反應過度，容易讓小孩感到不耐煩，有時什麼都不想告訴父母了。孩子每個當下的需求都在改變，這不是能一言以蔽之的問題。

因此，這時若能站在第三者的角度給予建議，將會派上很大用場。

不擅長成為安全堡壘的父母或伴侶，通常都不太有自我反省能力，也不懂得站在別人立場思考。因此，他們老是只站在自己的立場，也只看得到眼前發生的事。一心認為自己已經在父母或伴侶的角色上這麼努力了，孩子或伴侶為何還表現出不遜的態度。自己的想法和孩子或伴侶的需要產生落差，他們卻連「為什麼有這種落差」都不知道。

依戀療法是否成功，正取決於安全堡壘這方面的能力是否得到提昇。若是有人能對他們說明眼前發生了什麼事，提醒他們自己的想法和對方的需求產生落差，或許能漸漸改變他們的行為。許多時候，雙方的關係也能因此逐步改善。不過，也有些人無論如何還是認為問題出在孩子或伴侶身上，堅持自己做的最正確。這樣的人往往本身就有依戀問題，或者有輕度的發展問題，因此難以抽離自己的觀點思考，特別害怕自己受到傷害，只要一受傷就躊躇不前。這類父

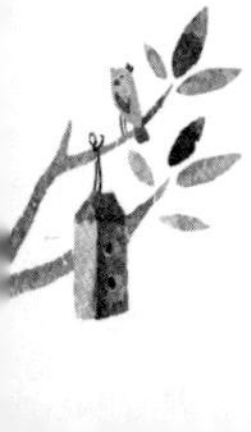

母或伴侶，自己也有必要接受諮商或訓練，才有機會克服這個問題。

第三章介紹的「矛盾型依戀．兩極化思考改善療程」，就是以脫離自我觀點，客觀反省己身與站在對方立場思考的訓練為其中一大重點。

體會父母或伴侶的心情，一方面付出同理共鳴，同時著手改變以自己觀點看事物的認知訓練，就能提高掌握穩定依戀最大關鍵的能力。一邊體會對方正陷入何種心情，一邊用較開闊的角度或其他觀點看待事物，這種綜觀能力是獲得穩定依戀的必備條件。

不可能永遠遇到好事，世界上也沒有完美無缺的人。無論愛有多深厚，身體不舒服或自己已面臨極限時，無法察覺對方的狀況並即時給予反應也無可厚非。要是連這都不能諒解，這世界上大概沒有人值得你信賴依靠了。明明有心站在同一邊給予支援，卻被怪罪成背叛者，對方也只好離開了吧？

能否克服這個問題，端看是否能從只看眼前的角度抽離，以開闊的視野看待事物。

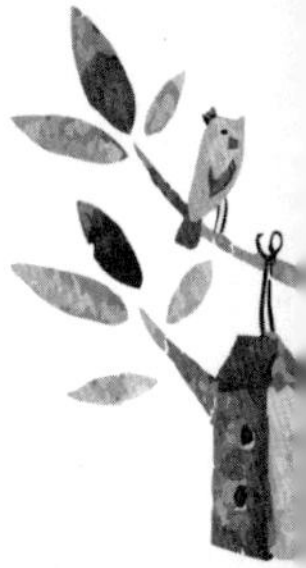

依戀一旦穩定，會發生什麼事？

實際上，開始進行依戀療法後很重要的一點是：不要期待立刻獲得一步到位的復原成果。復原分成好幾個階段，必須循序漸進。每個階段的目標和面對個案時的方法都不同。

因此，必須牢牢記住每個階段的特徵，和該階段需要特別留意的事，如此一來，就能清楚踏上通往復原的路徑了。

第一階段　若無其事增加對話與接觸

在這之前，個案一定經常受到責怪、怨歎，或長年遭受否定，

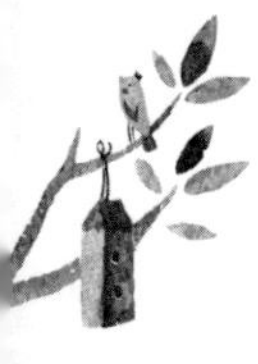

受到傷害。過去的遭遇使他無法保持安全感，多半得藉由對其他事物的依存（成癮）或逃避行為維持自己心理的平衡。此外，他也可能和周遭反覆產生摩擦、爭執，陷入難以脫身的狀態。

首先，必須協助個案脫離這種安全受威脅、對身邊的人充滿恐懼與不信任感的狀態。因此，第一階段優先進行的，就是讓個案獲得安全感。為了達到這點，第一步必須停止對個案的攻擊或漠視，不做出造成心理負擔的發言或建議，也不要問他任何問題。只要提醒他該用餐了，早晚打聲招呼，或選擇輕鬆無負擔的話題即可。最重要的是觀察他的反應，只要他一表現出不悅，就不要繼續往下說，凡事以維持個案安全感、讓他待在舒適圈中為優先。盡可能以柔和的表情和態度對待他，致力於保持氣氛和諧，增加溫柔親切的舉動。

只要能確實做到這些，想必很快就會看到變化。個案出現變化的徵兆有幾種，比方說，不經意的對話增多，待在一起的時間拉長等等。不過，即使看到個案出現這種徵兆也不要開心得太早，更別衝動地指出對方的變化，最好裝作若無其事的樣子繼續守候，持續說些無關緊要的閒聊話題，展示自己的關心就好。

不要以為終於可以溝通對話了，就立刻將個案正面對的問題或無法立刻解決的難題提出來談，更別心急地問他打算如何解決。否則，好不容易出現的轉變很容易化為泡影。欲速則不達，最重要的是耐心。

第一階段的描述乍看之下好像很簡單，其實要能做到這些，必須放掉自己內心的無謂堅持或賭氣心態，克服已經受過傷的心情，實際做起來需要莫大的努力與自制心。但是，如果無法克服上述這些，那現狀只會永遠膠著，雙方依然彼此仇視，執著於自己內心的傷害與怨恨。

受過虐待或攻擊的個案，在與曾經傷害自己的對象見面時，無論如何都會出現怨恨反應。這種時候必須先保持兩者之間的距離，否則，倘若依戀關係受到多餘的傷害，要恢復就更困難了。在那之前先拉開距離，避免彼此繼續互相傷害，冷靜下來才能預防無可挽回的事態。

即使自認彼此關係良好，太常見面也會產生齟齬，這是很常見的現象。將見面的頻率控制在關係不會惡化的程度內，也是非常重要的事。

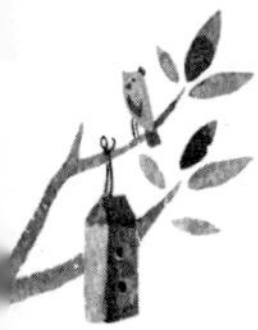

第二階段 增加彼此往來頻率

下一個階段，目標是更進一步穩固剛打開的心門，如此個案才能繼續慢慢敞開心房。只是，這個階段依然不可操之過急，花時間耐心進行最重要。一方面重視一起輕鬆談天的機會，一方面逐步增加同理共鳴及肯定對方的反應。不是由這方開口，要讓個案願意主動說話，並在他說話時專注傾聽。目標之一是增加個案說話的詞彙。另外，即使進展順利也不可得意忘形。不管是急著說太多話，或是提及容易演變成「與他人比較」的親戚話題、說別人閒話或太過情緒化的發言，都必須避免。

這時，可以像迷人的咖啡廳老闆或令人如沐春風的沙龍女主人般，為對方打造一個放鬆休憩的環境，同時偶爾拜託他做一點事，或邀請他和自己共同進行什麼活動。需要注意的是，絕對不可勉強對方，以對方不討厭做的事為前提。若對方願意幫忙，也一定要發自內心地道謝。

在這個階段中，判斷進展是否順利的指標是「笑容」。個案笑容增加了，主動開口說話的次數變多了，或是願意積極提供協助等等，都可視為進展順利的證明。

當對方經常出現上述舉動時，就代表這個階段的目標已在逐步達成中。

不過，經常發生的一種狀況是，即使暫時努力改善了關係，沒過多久又故態復萌，跟以前一樣對個案做出否定的態度或言論。這麼一來，安全堡壘再次失去作用，又倒退回原本的狀況。

在許多案例中，父母或伴侶本身也有依戀不穩定的問題，這個問題經常化為嚴厲批判的態度或攻擊性、情緒性的反應表現。他們同理共鳴與反省自身的能力通常也比較差，經常脫口而出傷害子女或伴侶的話，也常表現出不為對方著想或漠不關心的姿態。這樣的父母及伴侶也很容易將自己的價值判斷與結論，強加在子女或伴侶身上。

具有這種傾向的父母（伴侶）幾乎都沒發現自己的問題，也有不少人只理所當然認為自己做的事是「為對方好」。每個人的習慣和行動模式幾乎都在無意識中自動發生，所以很難察覺問題所在，就算察覺也無法立刻改變。必須請第三者從旁觀察提醒，先承認自己的問題，反覆且有毅力地練習如何成為適當的

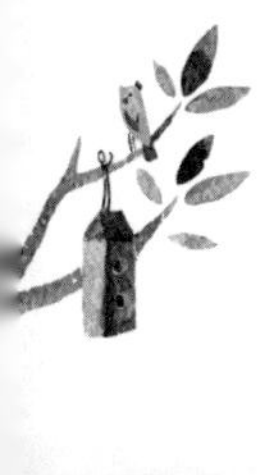

安全堡壘。

個案尋求幫助或關心時，可以在做得到的範圍內盡量滿足他。不過，這不表示任何要求都得答應。關於無法答應對方的事，就要好好說明「抱歉，但是那是沒辦法做到的事」。對方自己該做的事或做了對他有好處的事，最好盡可能不要代替他去做。但也不要一律拒絕，視對方困擾的程度或狀況，有時還是必須伸出援手。

請以誠實、親和、溫柔的態度對待對方，這是必須謹守的原則。若是缺乏這些態度，將會妨礙依戀的穩定。

無論是以治療者或諮商師身分，還是以家人或伴侶的身分面對個案，在這個階段，比起去做積極正面的事，更應極力避免做出妨礙復原的負面行為，不說讓對方討厭的話或做傷害對方的事，不讓對方陷入不安，做一個帶給對方安全感，可以放心看到的人。為此，請盡可能避免攻擊性的發言，配合當事人的步調，徹底傾聽對方說的話。

第三階段 開始訴說內心話，願意提及受傷害的心情

進入第二階段後，個案已產生了安全感，知道維持原原本本的自己也不會被責備或感到壓力，漸漸地不再抗拒溝通，開始願意一點一滴說出過往困住自己的痛苦心事，將原先壓抑在內心的情感與受傷的情緒說出口。起初可能還有點害怕猶豫，等到安心感愈來愈大，至今所有的情感就會像潰堤一般傾瀉而出。

這時，若擔任安全堡壘的是家人或伴侶，經常會出現一種失敗狀況。由於在這個階段前，彼此交談的僅是無關痛癢的話題，閒聊這類話題時比較容易相處融洽，雙方也能順利獲得共鳴，互相理解。這時，以為關係終於改善了，卻在邁入第三階段後，個案開始說出過往不好的一面，提起受傷的過去，傾吐曾經壓抑的苦惱與不滿，甚至展現憤怒等負面情感，於是，家人或伴侶可能誤以為狀況再次惡化，因而陷入沮喪，出現厭煩及慍怒的反應，結果又喪失了安全堡壘的作用。

一般來說，有依戀問題的個案，其家人和伴侶往往也懷有同樣的心傷，無法忍受看到當事人痛苦的樣子，因而「故態復萌」，再次開始感到焦慮憤怒。明

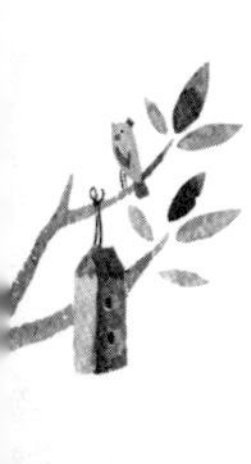

明個案（子女或伴侶）已願意開口傾訴自己痛苦的心情，本該身為安全堡壘的父母或伴侶卻無法承受，情緒跟著一起不穩，露出拒絕接受的反應，甚至不願意再面對個案。

這麼一來，好不容易敞開心扉、鼓起勇氣訴說痛苦的個案，忽然感受到對方的冷淡與放棄，陷入「自己的痛苦果然不被接受」的情緒中，又會再次封閉起心房。不好的地方、不安的情緒、憤怒的負面情感與痛苦的回憶，聽到這些事沒有人會覺得輕鬆。然而，個案開始提起這些並不是壞徵兆，反而該想成又往前跨了一步，身為安全堡壘的人更應好好面對。最初的第一步最難跨越，但也是最重要的關卡，這個時期能不能好好面對、好好接受，將大大影響之後的成果。

聽到孩子或伴侶說出不好聽的話或自己不想聽的事，難免會想反駁或否定，也有人試圖糾正對方的想法。但是，此時最重要的，是認清「對方就是處於這樣的痛苦之中」，接受這樣的他，盡可能站在他的立場付出同理心。切忌為了保護自己，硬是自我辯駁，必須好好承認自己做錯了多少事。唯有能夠自我反省，才能繼續邁入下個階段。

此外，過去受的傷害太大時，個案可能不會只提一次、兩次，而是將同樣的事反覆訴說幾十次、幾百次。畢竟他曾那麼受傷，多年來深深困在那個傷痛中。身為安全堡壘的我們，如果只聽一次兩次就不耐煩地說「我知道了，別再提那件事了。一樣的事講再多次也沒用，應該思考未來的事才對」，在對方的立場，只會覺得你一點也不懂他到底受了多少傷害。所以，只要對方還想講，就必須讓他講到心甘情願為止。

在充分理解對方感受的狀態下接收他的情緒，只要能做到這一點，慢慢地對方自己就會說「可以了」，開始主動講其他的事。這時再陪他一起面對現實問題，思考未來的事，邁入下一個階段。

不過，要是在這個階段造成更深的傷口，或是雙方關係惡化，父母或伴侶自身也因依戀問題受到傷害的話，這個階段就會進行得很不順利。

一般來說，只要彼此敞開心胸談到某種程度，往往能夠獲得淨化效果，情緒穩定許多。然而，原本的傷痛愈深，淨化效果愈不容易獲得，有時反而因為揭開舊傷疤而疼痛，陷入沮喪、焦慮之中，情緒更加不穩定。我們經常用「掀開

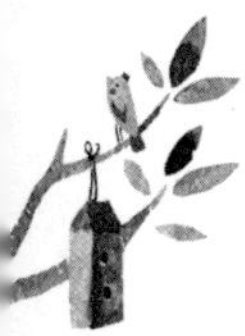

蓋子」來形容這種狀態。原本勉強蓋上蓋子封印起來的東西，一旦掀開蓋子，收拾好的傷痛情緒再次湧出，一時之間一發不可收拾。因此，在這個階段，重要的是一次不要聽對方說太多，如果以諮商師的身分聆聽，就要適時插入「今天先聊到這裡，下次再繼續往下講吧」之類的建議，打斷對方的宣洩，或者「這部分很重要，不要急著一次說完，下次繼續慢慢說」，像這樣調整宣洩的速度。如果聆聽者是家人或伴侶，察覺對方話題太過深入時，不妨試著告訴他「一次說太多的話，等一下你自己也難受，我會再找時間聽你說，之後慢慢告訴我吧」，讓對方先冷靜下來也是一個方法。

情緒湧上時一旦失控，容易把氣出在身邊的人身上或採取攻擊性的態度。這是因為過去受到不合理對待造成的傷害或憤怒無從排解，為了勉強取得自己內心的平衡，個案往往只能怪罪身邊的人無法保護自己，或解釋為父母伴侶不愛自己。

這種時候，對個案發怒或反駁只是火上添油。該做的不是辯解，而是理解對方心情，並回頭反省自己。

事實上，他們怪罪的有時雖是事實，但也有人即使得到超越一般人的愛與關懷，仍無法排解自己內心的痛苦，只好把矛頭指向身邊親近的對象，透過責備別人換取內心的平衡。會發生這種狀況的個案，通常是父母伴侶即使給了幾近過度保護的照顧，卻仍無法真正同理個案的心情。對當事人來說，真正需要的，還是心情層面的共鳴。

有時，個案也會將憤怒與攻擊的矛頭指向自己。愈是自我否定感與罪惡感強烈的人，愈容易產生這種狀況。因為他們認定不被愛的自己或不中用的自己必須接受懲罰，於是用傷害自己的方式說服自己。

對受過較深的傷害或依戀極度不穩定的個案來說，說服自己「我沒問題」、「我很安全」並不容易。即使身邊的人小心翼翼避免傷害他們，他們內心受傷的情緒也會因為一點小事而挑起傷痛，有時引發過剩反應，有時對親近的人做出挑釁行為，有時拒絕別人對他的關心……這些都是常見的情形。

這些反應顯示出個案過往活在無法放心、不夠安全的環境，或曾遭受不合理的對待和控制。這時，就算身邊的人想支持他，也只會換來他的怒氣、拒絕、攻擊或挑釁。像這樣「不講理」的反應，當然會造成身邊的人憤怒與反感，想做出反擊，甚至拒絕繼續支持他。然而，在委屈或憤怒的當下，也別忘了這些正是他們長久以來承受的情緒。

若身為支持者的一方忍受不了，發動反擊或拒絕繼續支持，個案等於再次遭受同樣的遭遇。對他來說，這證明了對方不值得信任，於是重新躲回封閉的殼中。此外，他們也很難從一度傷害過自己的對象身上重拾安全感。

話雖如此，並不代表支持者必須百分之百以個案情緒為優先。付出支持的一方若遭受不合理對待也是會受傷、感覺憤怒或痛苦，不可能要支持的一方裝作對這一切毫無感覺。

這種時候，有必要把自己的憤怒痛苦說出來讓對方知道。在某些狀況下，正面發怒或直接說出自己的痛苦，對改善狀況反而有效。不過，這充其量只是例外狀況，而且，即使在這種例外狀況下，也得以不破壞支持者與個案之間關係為底限。

家人之所以招架不住個案終於開始宣洩的心傷情緒，是因為家人通常也是當事人，那些情緒與傷口往往都得一起承擔。尤其是雙方處於加害者與被害者關係時，事情又更加複雜，要是沒有足夠的決心，一定很難面對到底。

話雖如此，一直逃避談論這些問題，個案永遠無法真正康復。那麼，究竟該怎麼辦才好呢？或許還是必須仰賴第三者居中協調，借助專家的力量，才是最安全有效的方法。

同樣的，由諮商師擔任聆聽者角色時也不會請個案一次說太多。最好的做法是耐著性子一次只談一點。假設個案情緒太過激動，就要暫時以穩定他的情緒為優先，暫時不談過去的事，停留在日常生活對話即可。

即使只聊日常生活對話，語出不滿或宣洩憤怒等負面情緒也是很正常的事。嘴上說的雖是對現在日常生活的不滿或憤怒，這些情緒多半源自過去受傷的經驗。現在的生活就像一片投影螢幕，映照出過去的情緒。因此，就算不提過去只談現在，也不等於個案一定不會吐露過去受過傷害的情緒。

必須配合個案的安全感等級調節對話內容，過去受到嚴重傷害的個案，最好交給經驗豐富、有能力兼顧各方面平衡的諮商師負責。

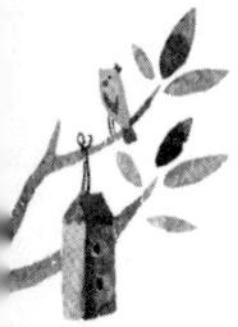

儘管這麼做可能會讓痛苦再次浮現，但為了恢復原本的正常狀態，必須以言語重新描述過去發生的事。若是逃避這個過程，恢復將遙遙無期。不過，即使現在當事人必須做這件事，最重要的還是等他內心完全做好準備，時機成熟時再進行。

第四階段 開始自省，面對問題

前面也提過，穩定依戀的特徵，是具備高度反思自省的能力。不可思議的是，當安全堡壘順利發揮功能，受到這樣穩定依戀的支持時，當事人自然就會擁有反思自省的能力。漸漸地，也能在他身上看到達到穩定依戀時的特徵。

反思自省是一種高尚的行為，必須具備高度進化的前額葉皮質帶來的後設認知能力，以及安全堡壘帶來的安全穩定依戀，唯有滿足這兩項條件，才有可能成就反思自省的能力。受到安全堡壘的支持，獲得安全堡壘的同理共鳴，從安全堡壘身上獲得安心感與信賴感時，自然而然就會反思自省，承認過去自己的過失，面對逃避至今的現實與課題。

只有與安全堡壘建立確定的信賴關係，才有可能扭轉過去的自己。

光是責怪與埋怨，不但無法令人反求諸己，只會讓對方更堅持己見，採取反抗的態度。因為責怪與埋怨的行為本來就缺乏自省反思的能力，看在對方眼中也就有樣學樣，雙方都只是把責任轉嫁到對方身上，一味指責他人。這樣的人說別人不懂自省、反思，豈非自相矛盾？

話雖如此，遭人指責或否定時，能做出反擊，為自己的行為辯解，甚至堅持不認錯的，或許都還算強悍。很多長年活在指責與否定下的人，往往已經感受不到活著的意義，無論自己或別人怎樣也無所謂了。

想挽救如此自暴自棄、詛咒一切的人，只能以同理心取代責難，以肯定的態度取代否定，成為他的安全堡壘。

因為擁有安全堡壘的人才感受得到人生的意義，也才能獲得跨越試煉的勇氣。除此之外，沒有什麼能完成這項奇蹟。安全堡壘隨時守護自己，陪自己一起加油、一起歡喜，就算遇到不順利也不改變支持的態度，遇到任何考驗都不畏懼，不惜貢獻自己所有智慧與溫情。正因如此，當事人才得以萌生挑戰困難的

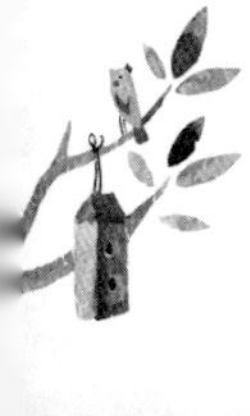

心智。

成為別人的安全堡壘是一件超越自我的事，擁有安全堡壘也是一種自我超越。只有在這樣的自我超越中，人們才能跨過自我藩籬。如此一來，也才能獲得自戀、自愛等自我滿足之外的生存意義。

獲得安全堡壘充分的支持，依戀也漸趨穩定後，不用他人指出任何一個過失或缺點，個案也會主動反思、自省，做出令人意想不到的發言。比方說，承認自己的過錯與傲慢，反省自己過去給身邊的人添了多少麻煩，感嘆自己明明接收了許多愛，卻一直人在福中不知福，檢討自己過去如何只看壞的一面，不懂得感恩……等等。

至於那些以前始終否定自己，滿口怨恨與憤怒的對象，他們也能在某件小事的觸動下，想起對方曾經善待自己，回憶起當初彼此之間也曾發生過好事。儘管連自己都覺得奇怪，怎麼會忽然想起這些事，面對這些往事也已能用笑容面對。此外，想起那些貶低自己，抱怨自己的人時，則是想起自己曾經非常喜歡對方，有過需要對方的時代。那些封閉在內心深處的記憶，有時就這樣隨著淚水一起浮現腦海。

到了這個階段，個案開始說出回顧過去的話語，展現面對自身問題的姿態；接下來，安全堡壘還要暫時再陪伴他一段時間。這個時期非常重要，可以說是為了日後的成長與重新振作播種灌溉的時期，個案會開始提起自己面臨的問題，認真思考該怎麼做才能克服這些問題。

此一時期，不妨接受他的想法，給他一些提示。因為這些都是現在的他正在尋求的東西。不過，必須避免將自己的想法硬塞給他，充其量只是給予參考意見。若他對自己的意見不屑一顧，兀自朝其他方向前進也沒關係，反而應該給予祝福。這表示他已經進步到能自己思考、自己做出決定了。

以諮商師或專業心理師的身分接觸個案時，只要個案願意，不妨使用認知行為療法或第三章將提到的「矛盾型依戀・兩極化思考改善療程」，也可建議個案接受社會技能訓練、給予創傷照護等等。透過這些手法加深個案的自我理解，協助他從往日束縛自己的傷痛中獲得自由。

第五階段　開始採取改變自我的行動

在前一個階段進行面對自我的課題時，個案可能開始出現改變自我的行動，這是通往下個階段的徵兆。在那之前多半以對話為主，對實際行動還是有所躊躇或恐懼，很難付諸實行。不過，到了第五階段則會展開實際行動。

這時最重要的，就是「不需要做出能直接解決問題的行動」。個案可能會做出乍看之下和恢復完全無關的事。只是，明明個案費盡千辛萬苦開始改變了，不稱職的安全堡壘卻會在此時提出否定的意見，像是「你應該做的是其他事」或「你這樣只是在逃避現實」等。如此一來，好不容易才萌芽的康復預兆又被扼殺了。

相較之下，成功的安全堡壘能夠敏銳察覺個案身上的這類變化，感受其中意義，對當事人積極採取的行動表達肯定讚許，或什麼也不做，只是在一旁微笑守候。

就某種意義來說，人生中遇到重大挫折時，人就像被颱風吹折的樹幹，期待他扶起折斷的樹幹是十分不切實際的。應該珍惜的是從完全無關之處長出的小嫩芽，扶植嫩芽長出枝葉，培育成另外一棵大樹，這樣的恢復才更自然。與其盼望原有的樹幹復活，不如好好珍惜發出的新芽，從旁耐心等待新芽成長茁壯。

承上可知，個案在復原過程中產生的變化與採取的行動，多半會以不符旁人期待的方式展開。此時若執著於原本的樹幹，將很容易忽略新生的變化。無論那是何種變化，只要是當事人秉持自主意志主動造成的變化，都值得身旁的人重視。

無法上學的孩子可能依然不去學校，但是會開始打工，很多案例都是這樣漸漸恢復的。即使不去上學，幫忙家事或家業也可能帶來復原的機會。對曾經完全喪失自信的人來說，不一定要回到原本的公司復職才算恢復。若能開始找另一個行業的工作，有時也會因此獲得真正的復原。

再舉個例子，很多長期繭居在家的人，最後恢復正常生活的關鍵，往往來自主動聯絡諮詢機構的行動。他們可能得猶豫半年才打得出一通電話，但這好不容易採取的行動，或許就能讓停滯許久的人生再次轉動起來。

第六階段 從微不足道的成功經驗中，找回自我肯定感

在「憑自己的意願做出決斷、採取行動」的上個階段中，長出的還只是微弱的新芽，隨時有可能遭受踐踏萎縮。然而，若能耐心守護這些新芽，就算只是微不足道的小事，只要挑戰成功，個案就會產生小小的自信心。

原本不斷逃避現實，把自己關在房間裡什麼都不做的青年，忽然做些為家人洗碗、晾衣服等小事，就代表他開始改變了。即使是過去認為毫無價值的事，只要能為誰派上用場，從中得到某些收穫，就能感受到某種安心的喜悅。這樣的喜悅幫助個案心情逐漸穩定，產生積極著手做些什麼的意願，就算只是日常生活中無關緊要的小事也沒關係。

這些小小的進步累積久了，他們也會改變原先的想法，不再否定一切，學會用自己的方式一步一步往前走。

這條取回自我肯定感的道路雖然漫長，只要先踏出一小步，用自己的方式往前走，腳步自然愈來愈穩健。

重點是「不要急著往前」，只要配合當事人的步調，陪在他身邊一起走就好。「你要這樣拖拖拉拉到什麼時候？」、「看起來很有精神啊，差不多該加速前進步調了吧？」會說這種話的人，都只是站在自己的角度思考，硬拉對方往前走。別說鼓舞對方了，其實只會破壞他的步調。

陪伴者該做的，就是跟在他身後兩、三步的地方，稱讚「已經前進這麼多了呢」。這麼一來，他就能用自己的步調，以最自在的心情往前走。

第七階段　開始對別人懷抱體貼與感謝之情

到了這個階段，個案狀況已大致穩定，也願意以自己的步調往前進時，就會出現其他情緒上的徵兆。除了一定會對至今支持自己的人產生感謝之情外，對過去激烈痛恨的對象，甚至也會想到好的一面，願意去看對方的優點，告訴自己對方只是用他的方法替自己著想，想為自己做點什麼而已。不再一味否定或怨恨對方，轉而解釋成對方至少也為自己做了什麼，開始願意原諒對方。

當然，這種時候，身為個案父母或伴侶的一方如果也反省自己過往的缺失，

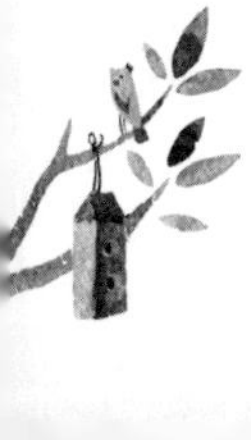

陪在個案身邊提供支持的力量，個案或許會出現戲劇性的轉變，朝康復的方向發展。不過，並非所有人都能如此幸運。

現實往往是父母或伴侶完全沒察覺到自己的問題，別說改善，很多人壓根不認為自己有錯。遇到這樣的案例時，愈期待父母或伴侶做點什麼，只是愈讓個案失望，反而受到更大的傷害。

那麼，遇到這種案例時，該怎麼做才好呢？

一如前面提過，即使在不受父母疼愛的乖舛環境下長大，有人還是能擁有穩定的依戀，當然也會有依戀不穩定的人。著手調查為何出現這種差異，發現在乖舛環境下成長卻能擁有穩定依戀的人，多半具有高度自省及站在別人立場思考的能力。

不會只把自己的狀況解釋為受到傷害，能跳脫自己的觀點，從客觀角度回顧過往，或是站在父母的立場思考；雖然發生過各種事，也能理解其中的不得已與苦衷，所以能夠克服自己受傷的情緒。

依戀障礙的恢復過程，正是透過提高反省回顧能力與站在對方立場思考的能力，幫助個案脫離自己的觀點看待發生的事。想擺脫「自己受到傷害」的心情，就必須從更宏觀的視野看待事物。

忘記自己的痛苦與怨恨，客觀回顧曾經傷害自己的事並不簡單。但是，幾乎所有康復的人都表示自己已進入這個境界。不只原諒怨恨許久的對象，有時還反過來感謝對方。

即使親子或伴侶間產生齟齬，只要父母或伴侶本身反省能力強，善於站在別人角度思考，很快就會察覺自己的問題出在哪裡，進而徹底改變與孩子或伴侶相處的態度，順利成為稱職的安全堡壘。如此一來，孩子或伴侶身上也容易出現戲劇性的改善。

然而，若父母或伴侶缺乏反省與感同身受的能力，只會站在自己立場看待眼前狀況，就會把一切過錯都推到孩子或另一半身上，一味責備對方。這樣的人即使理智理解該做什麼，往往也會瞬間忘記，不久便故態復萌，一再做出與稱職安全堡壘相反的舉動。

想協助這樣的案例，只能依循第三章介紹的療程，將焦點放在有待克服的問題上進行訓練。這不是一件容易的事，需要決心與不間斷的鍛鍊。但是，如果無法改變自己，一切終究還是無法改善。

第八階段 內心保有穩固的安全堡壘

一次又一次回顧與反省後，終於能夠用客觀角度看待自己。到了這個階段，不再執著於過去的情緒與自己受過的傷害，達到超脫的境界。能夠理解也接受每個人有每個人的苦衷，正因體會過受傷的滋味，現在更能把焦點放在自己擁有的東西上。

在稱職的安全堡壘支持下，漸漸地，即使沒有每天看到對方或沒有天天對話，只靠自己的力量也能克服生活中的不順。受人支持的經驗培養出安全感，讓個案慢慢具備開拓人生的勇氣與力量。在安全堡壘的守護與支持中，個案內心逐漸建立起安全堡壘，不必再隨時依賴他人，也能相信自己擁有往前走的力量。只有在遇到特別嚴重的迷惘和挫折時，才需要飛奔到原本的安全堡壘身邊，請對方傾聽自己說話，獲得克服挫折的力量。

慢慢從這位安全堡壘身邊「畢業」的同時，個案會在自己的生活圈中建立更多安全堡壘。同事、戀人、伴侶、工作、嗜好，這些都能成為支撐一個人的安全堡壘。

如果只把焦點集中在症狀或問題行為，只試圖針對這些表面問題改善，往往無法成功。唯有徹底當好稱職的安全堡壘，才能協助個案找到真正的答案，朝原本該前進的方向前進。對個案而言，那才是最適合最能激發自身潛力的答案。換句話說，先前出現的症狀和問題行為，是在更重要的東西受到輕視，原有的潛力遭到踐踏的狀況下不得不發出的警訊。只去「治療」那些症狀或問題行為，等於遮蔽了好不容易發出的警訊，不但無法「治癒」，甚至可能造成與復原完全相反的結果。

藉著提高安全堡壘機能，依戀療法將引出個案本身的潛力，並透過提昇自我潛力，達到翻轉現況的成果。

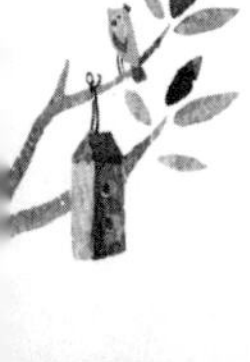

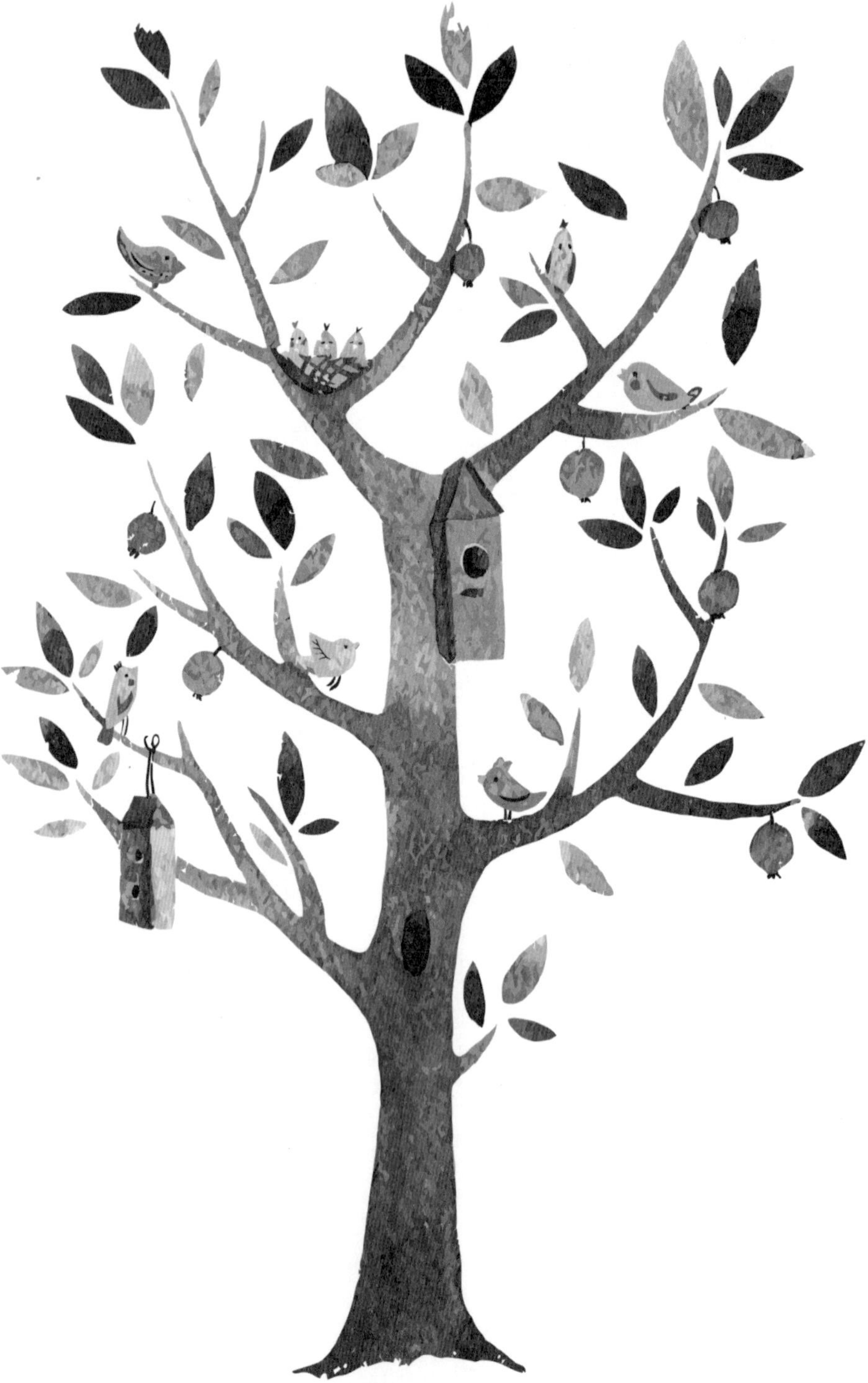

第三章

矛盾型依戀&兩極化思考改善療程

藉著提高安全堡壘機能，
依戀療法將引出個案本身的潛力，
並透過提昇自我潛力，達到翻轉現況的成果。

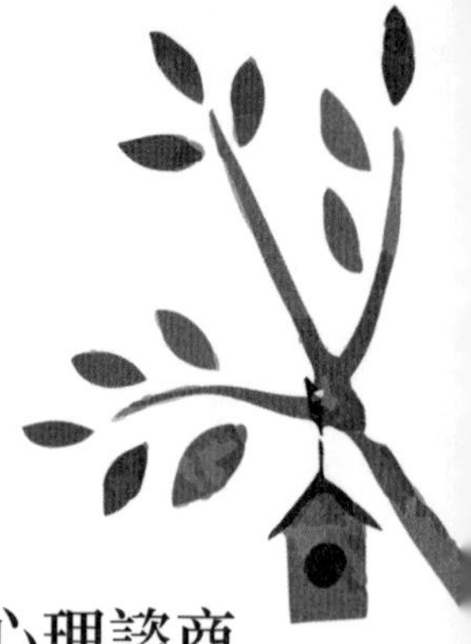

為何一般心理諮商難以改善問題？

容易陷入慢性憂鬱、自我否定、不滿、憤怒……等負面情感，或是內心受到傷害遲遲走不出來的案例，這些案例的情況不僅藥物治療無效，接受一般心理諮商也很難獲得改善。最常看到的情形，都是反覆怨天尤人或陷入憤怒情緒，難以擺脫原地踏步的惡性循環。

此類案例狀況有兩種，一種是與父母／伴侶關係不佳，經常起衝突，另一種是太在意父母／伴侶的心情，總是害怕對方生氣，心理上受到對方支配。因為父母或伴侶無法發揮安全堡壘的作用，不但不能成為個案心理上的支持，反而變成沉重的負荷或枷鎖。個案自己已經活得很辛苦了，原本該支持自己的安全堡壘又無法發揮作用，結果連在職場或學校等家庭之外的地方也諸事不順，遭受孤立排擠或引發適應障礙等問題，活在三重痛苦之中。

①容易陷入慢性憂鬱、自我否定、不滿、憤怒等負面情感，或做出過度反應。

②與本該是自己安全堡壘的人之間關係不佳，或太想討好對方。

③在人際關係或社會適應上出現問題，活得很痛苦。

出現上述三個問題特徵的個案，根本上多半面臨一項共通的大問題，那就是第三章這個療程希望改善的對象——矛盾型依戀。

矛盾型依戀，原本是幼兒身上經常可見的不安全型依戀類型之一，特徵是會做出與內心本意相反的行為。例如，內心原本想撒嬌，卻表現得很彆扭，或是說出與真心話相反的話為難別人，對人不理不睬等等。

換句話說，這樣的孩子有時乖得像天使，有時卻又化身小惡魔。但是，從孩

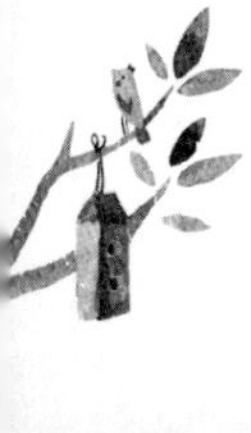

子的角度來看，母親也有溫柔的時候和可怕的時候，孩子只是配合母親做出反應罷了。當母親心情好，對孩子溫柔體貼時，孩子就會是個乖小孩，做出令人疼愛的舉動。反過來說，當母親心情不好，動輒發怒時，孩子也會壞得判若兩人，惹母親更加煩躁生氣。

矛盾型依戀不只出現在幼兒階段，事實上，長大成人後仍殘留矛盾型依戀特質的人，佔了至少兩成。同樣的依戀類型，在成年人身上稱為焦慮型或受困型依戀。

在逃避型與焦慮型混合組成的恐懼・逃避型依戀類型上，也經常看見顯著的矛盾型依戀傾向。此外，內心懷有未癒依戀傷口的未解決型依戀類型，也常出現矛盾型的特徵。換句話說，矛盾型依戀的傾向，很容易在各種不穩定的依戀類型身上找到。

矛盾型依戀容易產生人際關係不佳、社會適應困難的主因之一，在於那不只是矛盾型依戀的問題，更容易發展為矛盾型與否定式思考，或是兩極化思考。與其說是發展而成，不如說矛盾型與兩極化思考，在本質上來自相同根源。因此，以兩極化認知方式思考的人，很容易陷入慢性的負面思考及情感。

所謂兩極化思考，指的是「不是百分之百肯定，就是百分之百否定，只能站在兩個極端思考」的認知傾向。嬰幼兒時期人人都有這種傾向，只要有一件事讓嬰兒不開心，往往會對其他所有事表現出抗拒的態度。然而，即使成年後，有些人身上仍明顯保留這種特質。還有一種情形是，乍看之下成長為認知均衡的大人，當內心不夠從容，鑽牛角尖或內心受傷的時候，這種極端思考的傾向就會增強。

一旦陷入兩極化的思考，對事物的選擇就會變成「不是全好就是全壞」，即使只看到一點壞的地方，就算還有其他優點，眼裡也只容得下缺點，做出「果然還是不行」、「沒有半點好事」等全面否定的極端結論。這就是使人自認不幸，產生慢性自我否定的主要原因。

不只如此，除了現狀的惡化之外，當這種類型的人想接受治療、嘗試心理諮商及認知行為療法時，兩極化思考也是造成嚴重阻礙的因素。往往好不容易碰觸到最重要的問題了，兩極化思考又會成為碰壁或放棄的原因。

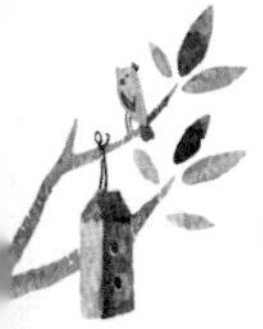

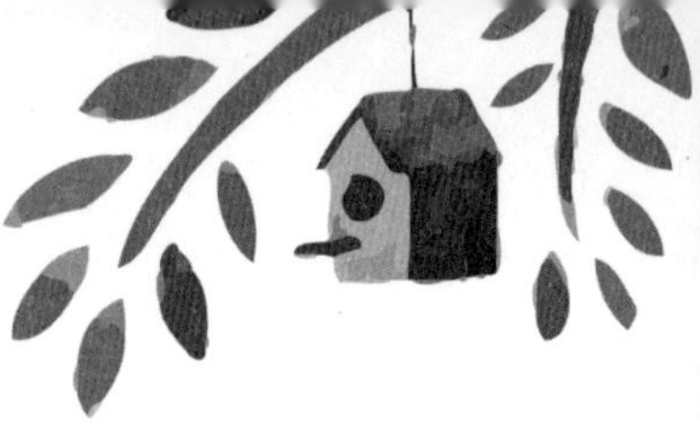

一被指出問題，就會變成「壞人」、「壞孩子」

有矛盾型依戀問題的個案接受心理諮商時，面對可能拯救自己的治療者或諮商師，起初會先充滿期待。看到對方願意仔細聆聽自己說的話、贊成自己的想法、似乎能夠理解自己的一切，對個案來說，簡直就像遇上了救世主。

然而，在展開長期諮商後，諮商內容卻常充滿各種怨歎、憤怒與不滿。以諮商順利的案例來說，當個案某種程度發洩完怨歎、憤怒與不滿情緒後，應該要能站在稍微客觀的立場看待事物，換個角度思考他人的苦衷，願意正視自己的問題，漸漸學會從均衡的角度思考現實。相形之下，矛盾型依戀者發洩怨歎、憤怒與不滿情緒的狀況，比一般人持續更久，遲遲無法進入下個階段；有時看似前進，卻又再次陷入怨歎、憤怒與不滿模式，一直在原地打轉。

不久，連他自己和身邊支持的人，都對這種原地打轉的情況感到疲憊，開始埋怨他沒有進步，對他的重蹈覆轍感到厭煩，甚至是做出指責。

讓事態變得更嚴重的，是有人為了擺脫這個狀況，當著個案的面指出他的問題，試圖讓他針對問題做出改變。這時，個案認為自己的痛苦遭人否認，不但不會朝改變的方向努力，反而自暴自棄，說出「反正我就是廢物」或「你們只會強人所難，一點也不理解我的痛苦」之類的話，憤怒之餘更會說出「我根本不想變好，也不想改變自己」的話，開始抗拒治療。

長年的問題難以輕易改變。另一方面，比起坦然改變自己，這類型的人更常因為賭氣而拒絕改變，使改善之路走得更加艱難。這就像是明明想跟母親撒嬌，希望母親抱抱自己，卻又無法坦率說出需求，拒絕母親擁抱，甚至伸手打人的孩子。

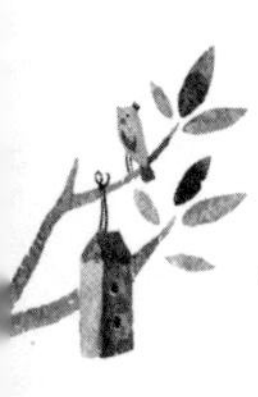

矛盾型的案例特徵，是依戀問題與認知問題密不可分，很難只冷靜聚焦在認知問題上。就算指出個案認知上的問題，他也只會解釋為自己說的話遭到否定，反而激發依戀焦慮，使雙方關係更加不穩定。

一般認知療法是著手修正個案的認知，由治療者指出反例或個案的問題，來協助個案察覺自己過往的偏見。因此，這種做法很難避免對依戀的刺激，容易造成依戀焦慮。個案認為自己受到否定時，不是拒絕繼續諮商，就是在諮商師面前說出「好孩子」會說的模範答案。就某種意義而言，後者是勉強自己「扮演好孩子」，將「壞孩子」的部分置之不理，隨著諮商時間的拉長，只會讓自己愈來愈痛苦。當痛苦來到臨界點，「壞孩子」還是會冒出來，做出和從前一樣的舉動。這時，一路陪伴的支持者覺得自己遭到背叛，當事人也產生背叛對方的罪惡感，更加自我否定與自暴自棄，令一切前功盡棄。

依戀療法
如何帶來突破？

愈棘手的案例，愈容易發生上述事態。即使已積極與個案溝通，給予支持，一旦指出他的問題點，試圖幫助他改善，彼此的關係就會從這一刻開始惡化。個案覺得自己受到嚴苛對待，也有人就此放棄接受治療或諮商。更多情形是即使個案本身願意改善，狀況依然每況愈下。個案認為自己做不到治療者或諮商師要求的事，因而沮喪失落。結果，身邊的人也很難再伸出援手，只好放棄原本預定的改善計畫。

雖說這不是故意造成的結果，

但這類型的人原本就抗拒「改變」，症狀很容易惡化。就算剛開始積極配合，到了關鍵時刻往往又會放棄。這時如果繼續勉強，只會讓情況更加惡化，除了放慢腳步外別無他法。愈是棘手的案例，愈是難以改變最關鍵的問題。

話雖如此，光靠包容式諮商還是很難看到成效，此外，儘管接受諮商者能在包容中獲得自在，治療本身卻是一再失敗，原地踏步。日子久了，當事人和身旁的人都會感到疲憊，發現一切毫無改變，治療就此陷入瓶頸。到最後，往往連治療者或諮商師都無法再承受這個個案，這種事並不罕見。

歸根究底，問題到底是什麼，該改善哪些地方，連這些治療的目的與達到治療成果的步驟都不明確，看不清自己進展到哪個階段，甚至不確定自己正處於何種狀態，該朝哪個方向前進也搞不清楚，反而比治療前更加迷惘。這就像是手無地圖，不知目的地也不知道自己身在何方，卻試圖走向不確定的終點。要是連治療者與諮商師都不知道終點在哪裡，又怎麼能引導個案抵達目的地呢？

如何克服這種狀況，是心理治療與諮商長年來的課題，而這個課題直到今日依然有待解決。

為了克服這個課題，我們在各種嘗試與失敗中學到了一件事——盡可能在早期階段導入依戀觀點，讓個案根據這個觀點理解自己身上發生的事，認識自己下意識做出的反應來自哪些真正的原因。如此一來，個案就能著手改變自己的反應。自己失控的情緒及行為同時來自依戀問題和認知問題，當個案終於理解這一點，就能將那之前歸咎別人，或認為是自己沒有能力、沒有價值的想法加以修正，察覺真正的問題根源來自深植內在的「依戀——認知」特性。透過實際行動，個案也很快就會發現，只要改變這個部分，即使其他部分不變，人生還是能逐漸順利起來。

當我們從依戀觀點釐清實際行動後會發生什麼事，就能一點一滴看見上述變化。不只如此，當個案知道自己過去是在依戀和認知兩種問題的糾結下，幾近本能地受到兩極化思考驅動，才會做出那些情緒與行為上的反應，在理解這一點後，即使是至今放任情緒失控，陷入負面情感泥淖無法自拔的人，言行舉止也會漸漸出現轉變。

現在，我們已經在實際臨床進行治療的治療者與諮商師之間，分享了上述這套改善療程。

於是，關於依戀問題與認知問題的關聯藉此得到理解，只要打造一套足以克服兩極化思考，具有實踐性的訓練機制，或許就可避免無謂的摸索，用更有效率的方式，在更短期間內改善個案的狀況。所謂短期間指的是一年或兩年，聽起來可能不算短，然而，只要想到過去有些個案在錯誤中嘗試摸索了幾十年，這套療程仍算派上了很大的用場。

此外，愈是需要毅力、歷程愈長的療法，愈需要知道復原必須經歷哪些步驟，依循哪些階段進行。如此一來。只要掌握目前自己所在位置，自然看得到今後的方向與目的地，進行起來也會順利許多。恢復有幾個階段，每個階段有哪些問題需要克服，以及改善問題可採用的方法……若能將這些有系統地整理為一個療程，想必能減輕困難，減少治療過程中的迷惘與摸索，防止諮商遇到瓶頸。

為了完成這個長年來的願望，我們在不斷嘗試與錯誤中，建立起了這套療程的雛型。再經過多番修正，終於完成現在的「矛盾型依戀．兩極化思考改善療程」。這不但是筆者與合作對象多年累積的經驗，也是至今在臨床上嘗試過種種理論與方法後，從中選擇對改善矛盾型依戀及兩極化思考最有效的方法，再進一步找出最有效的組合並經過實證篩選，最後得出的成果結晶。

會對這套療程感興趣的，首先應該是正每天面對矛盾型依戀或兩極化思考問題患者的治療者及諮商師。此外，本身或家人、伴侶苦於這種不穩定狀態，正在摸索復原方法的人應該也不少。以下，我會以這兩者的需要為主，開始說明這套療程的內容。

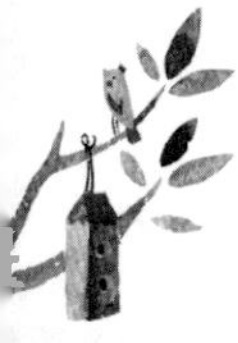

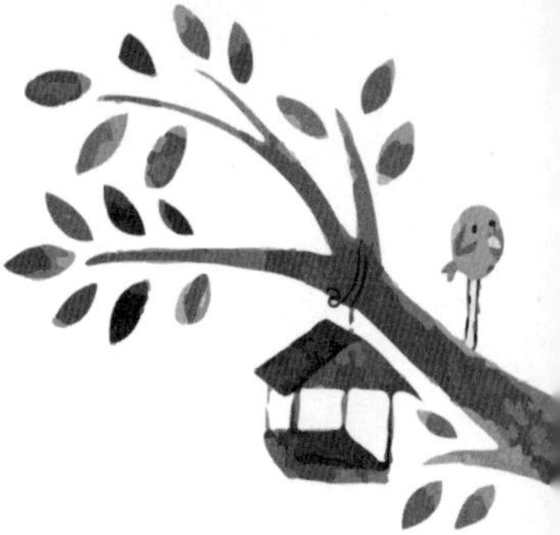

矛盾型依戀的本質及改善必須的條件

矛盾型依戀的特徵是「過度渴求愛」，因此特別容易期待落空或產生焦慮，有時還會出現憤怒或憂鬱的情形。換句話說，過度渴求與隨之而來的過度反應，就是這種類型最大的特徵。

簡單來說，改善的重點是「保持適當的平衡」。

矛盾型依戀也可以說是從小養成的習慣，只要這麼理解，就知道那不是輕易能改變的事。不過，只要對這一點有足夠的自覺，很大比例的人就能慢慢開始改變，少部分人甚至因此出現戲劇性的變化，從此脫胎換骨。內心嚴重創傷或情緒衝動，容易失控的人，一般都有需要長時間才能恢復的傾向。然而，即使是這種類型，只要對自己發生的狀況有所自覺，注意保持內心適度的平衡，多半逐漸有所起色。

能不能順利和個人的好壞無關，若要比喻的話，就像騎腳踏車一樣，能否保持平衡，考驗的是技術。只差在一個是保持身體的平衡，一個是保持心理的平衡，基本上沒有不同。

腳踏車騎不好跌倒時，身體摔在地上會痛；心情無法保持良好平衡時，也會發生一樣的事。

跌倒、受傷，埋怨或生氣，就某種意義來說都是理所當然的事。但是，只有埋怨和生氣無法改善事態。就算全盤否定自己，把自己貶為沒用的人，對事情也沒有任何幫助，更別說根本沒必要這麼做。

需要做的只有適當的練習。盡可能練習到不太會跌倒受傷的程度。在安全範圍內做有效的練習，還能樂在其中，用積極正面態度面對的話是最好了。

事實上，大家都知道，比起心不甘情不願的練習，樂在其中的練習的確更有

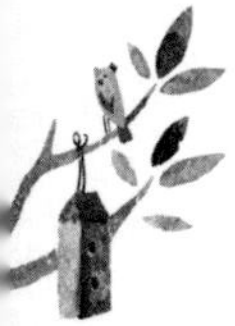

效。鍛鍊心理平衡感也和練習騎腳踏車或健身重訓一樣，儘管不會只有快樂的一面，也有需要努力和忍耐的時候，若能不沉浸在辛苦的一面，從發現自我、與人分享的喜悅中，找到促使自己繼續向前的動力，就效果而言，或許就能提高持續練習的意願。

練習騎腳踏車也是如此，有人馬上就學會了，也有花費一番功夫，好不容易才學會的人。還有人在練習階段跌倒受傷，就此害怕練習，愈來愈學不會，乾脆放棄學騎腳踏車的人。對這樣的人來說，就需要使用防止跌倒的輔助輪等避免危險的方法。

近年來還出現另一種方法，先用沒有踏板的滑步車練習平衡感，等到不會因為失去平衡感跌倒了，再改成一般方式練習，藉此縮短練習的時間。

矛盾型依戀者的心理諮商，可說就是這麼一回事。若諮商時遇到太多困難，感受不到效果或意義的話，諮商本身很難持續，有些人乾脆就此放棄。

這時需要的，除了盡可能減輕不必要的痛苦外，最重要的是把焦點集中在「保持內心的平衡」，組合出一套最有效，最能樂在其中並獲得進步成就感的訓練方法。

當然，再優秀的訓練方法，還是需要每天執行的努力與毅力。若能加上從旁支援的教練或支持者，個案也比較容易堅持到最後。就算無論如何都只靠自己一個人訓練，只要清楚知道該循哪條路前進，該執行哪些方法，憑藉一己毅力還是有可能成功。

到目前為止，還沒有一套克服矛盾型依戀問題專用的療法或提出具體方法的療程。雖然能在專業書籍或論文中找到關於理論的記述，想找尋具體方法時，卻發現內容都很籠統。當然，那也不是一般人能使用的方法。相較之下，本書提出的療程原本就是特地設計給經驗不多的專業人士使用，這次收錄成書，更針對為矛盾型依戀問題所苦的一般讀者做了一番調整。

不過，由於療程內容份量多，受限於書籍頁數，很難全數收錄，只能介紹療程中主要的部分。

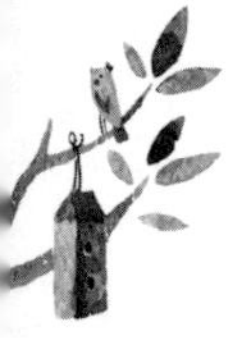

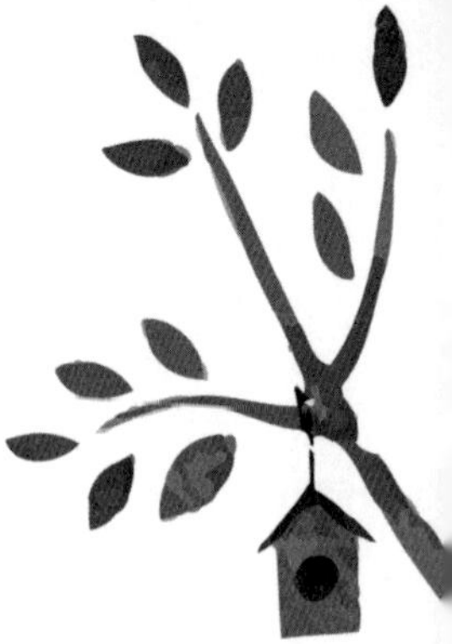

主要療程對象

這套療程主要的對象如下列案例。此外，前提是當事人必須有改善自己問題的意願。

①個案過度依賴周遭或攻擊他人，自己和身邊的人因此疲憊不堪的案例。

②情緒不穩定與嚴重負面思考，光靠共鳴型療法已不見改善成效的案例。

③個案將自己的期待與理想強加在周遭的人身上，一旦事情不如己意，就會暴躁、發怒、暴力相向或對他人施以精神暴力，

其中也有發展成虐待的案例。

④不穩定親子關係或依戀受傷，造成慢性自殺欲、自殘行為、自我否定的案例。

⑤依戀及認知問題引起人際關係不良，在學校或公司出現適應障礙的案例。

⑥在依戀關係受過創傷，加上扭曲的認知，出現生存困難或適應障礙的案例。

⑦缺乏承受挫折的耐性，總是困在不滿、憤怒和挫折感等負面思考與負面情緒中，無法努力克服現實問題的案例。

諸如此類，表現出來的方式或許有些微的差異，追本溯源可說都是矛盾型依戀與兩極化思考造成的問題。不只嚴重的案例，就連乍看之下症狀輕微的案例，之所以遲遲無法改善，多半肇因於潛在的矛盾型依戀障礙及兩極化思考帶來的問題。因此，這套療程的適用範圍可說是十分廣泛。

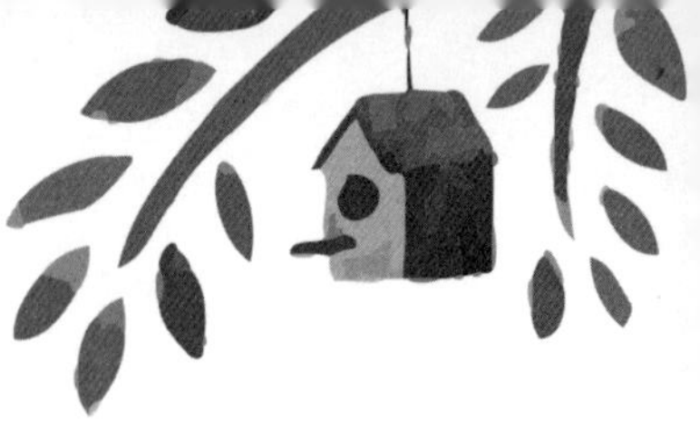

療程特徵

1 重視自主意願與積極執行度

使用這套療程的人，必須具備諮商專業知識與經驗，以改善矛盾型依戀障礙及與其相關的兩極化思考為前提。

只是，一如後面也會說明的，這套療程並非單純的心理諮商手法，也包含了心理教育及認知、情感、行為等實踐訓練的內容。

這裡的心理教育，指的是學習個案面臨的困難與問題之特性，以及其因應方法。另一方面，認知、情感、行為訓練，則是根據個案的問題與進步程度，透過訓練提高個案的心理彈性、平衡感、抗壓性、復原能力、耐性以及提高這些能力所需的反省能力、站在他人立場思考的能力、實際行動能力和主體行動能力，以及改善依戀關係的技能。後者（認知、情感、行為訓練）與認知行為療法有不少共通之處，只是除了認知或行為外，同時也重視情感訓練（提高感同身受的能力），將訓練觀點聚焦在依戀與依戀關係上。將訓練內容集中於此一課題，以求達到更高的效率。

不只被動式的諮詢，更重視主動學習與訓練，接受這個療程的人也必須具備積極參加的自主意願。

就這層意義而言，這個療程的對象首先必須是自己願意改善的人。缺乏改善意願的人，無法成為這個療程的治療對象。

若缺乏想改善的意願和心情，就必須先等待個案在第二章提及的依戀療法或共鳴型、包容型療法下，產生自主改善意願。

反過來說，就算沒有接受心理諮商，只要自己有試圖改善的意願，就算滿足了採用此一療程的必須條件。

與其毫無改善意願，只是徒然接受諮商，不如將以下本書介紹的療程內容記在腦中，持續每天不間斷地實踐練習，效果更值得期待。若有專業的第三者從旁輔助當然更好，不過只要本身有改善的意願，這是自己一個人也能進行的療程。

2 訓練心的同時，也重視大腦與身體的訓練

在近年的研究中，發現矛盾型（焦慮型）依戀的人左前額葉的機能比右前額葉的機能弱，情緒容易失控，這是經過證實的觀點[43]。因此，必須鍛鍊左前額葉，提高駕馭情緒的能力，才能改善矛盾型的狀況。

此外，我們也已知道，在心理創傷的狀態下，有負面情緒中樞之稱的杏仁核會產生異常反應，控制情緒的前額葉機能也出現異常[44]。訓練前額葉機能是有效克服心理創傷的方法，目前也已證實，透過訓練獲得改善的同時，還能提高這些領域的機能[45]。

本書介紹的這套療程，以矛盾型依戀及經常同時發生的未解決型依戀等依戀創傷個案，為主要治療對象。面對這類案例時，如果只進行包容型諮商，等於

將過去勉強蓋上的潘朵拉盒子打開，令塵封的情感外溢，個案在被情緒淹沒的狀況下遑論改善，反而增加了不穩定的程度，這種情形並不罕見。

雖說恢復的過程中，原本就有讓過去情感復甦的部分，但在毫無相關應對準備的情形下掀開傷口，只會徒然增加個案的痛苦。

43 Gander, M. & Buchheim, A., "Attachment classification, psychophysiology and frontal EEG asymmetry across the lifespan: a review." Front Hum Neurosci. 2015;9:79.

44 Stevens, J. S., Jovanovic, T., Fani, N., Ely, T. D., Glover, E. M., Bradley, B., Ressler, K. J., "Disrupted amygdalaprefrontal functional connectivity in civilian women with posttraumatic stress disorder" J Psychiatr Res. 2013 Oct;47(10):1469-1478.

45 Aupperle, R. L., Allard, C. B., Simmons, A. N., Flagan, T., Thorp, S. R., Norman, S. B., Paulus, M. P., Stein, M. B., "Neural responses during emotional processing before and after cognitive trauma therapy for battered women." Psychiatry Res. 2013 Oct 30;214(1):48-55.

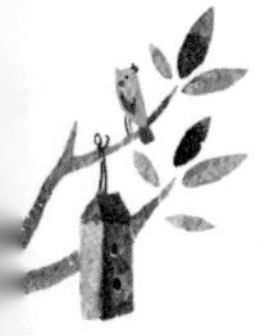

掀開的傷口必須盡可能小，在個案能承受的範圍內完成對心理創傷的處置。為了防止情緒失控，提高前額葉機能，強化心理控制和平衡能力的訓練也很重要。

這套療程的前半段，重視的是提高個案的反省能力，與站在他人立場思考的能力，以提高前額葉機能為優先，後半段才是與修復依戀創傷相關的部分。這是對過去在毫無準備狀況下，掀開個案傷口的反省所做出的設計。不只如此，療程還針對與依戀相關的心理創傷制定主題，以逐步處理的方式進行，將重點放在強化前額葉的控制能力，希望提高個案對治療的耐受度。這麼做是為了避免包容型諮商中誘導個案傾訴後，卻一發不可收拾的事態。

說到提高前額葉機能的訓練，第一個浮現腦中的，或許是像腦神經回饋訓練（Neurofeedback，透過對腦波等的監看，提高大腦活動自律能力的訓練法）這類神經生理學方面的訓練。不過，包括認知行為療法、心智化模式療法（MBT）、正念療法（一邊進行冥想，一邊將意識集中在呼吸與身體感覺，接受原原本本自己的療法）等，都是經過實例證明，比腦神經回饋訓練更有效的方法。儘管直接相關的研究不多，透過間接的證據，或許可說正向心理療法、辯證行為治療（DBT）、ACT（Acceptance and commitment therapy，意指接納原原本本的自我，同時重視主體性的療法）等幾種手法，和種種用來治療心理創傷的療法一樣，能在提高前額葉對杏仁核（情緒中樞）的控制時派上用場。

這套療程不拘泥於流派，也和根據何種理論無關，只要是經過公開，有實際證據證明效果的手法，或是臨床上獲得高評價的方法，都會做為訓練法的一環，積極採用。為了追求更好的效果，或許會在原本的方法或形式上加入些許變化，但對我們而言，最重要的只有一件事，那就是「有效改善症狀」。缺乏效果或不易使用的方法自然淘汰，同時也透過更多治療者與諮商師的實際運用，從中篩選出更有效的方法並加以精製。我們現在經常使用的，就是從這個過程中保留下來的做法。不淪為受特定理論或流派限制的教條主義，更重視實踐篩選，去蕪存菁的過程。

這個過程沒有終點，必須不安於現狀，持續不斷著手新的嘗試，為了摸索出更好的方法毫不懈怠。現在雖然還在進化中，本書還是會以長年來已經過大量使用，應用範圍廣泛的手法為主，介紹一套即使無人指導也能獨自進行的基礎療程。

與其說是心理諮商，不如說是學習、應用及實踐的操作過程。操作分成兩階段，第一階段是諮商室內或書桌上的理論操作，第二階段是實際上的實踐操作。

3 放眼依戀系統與認知——情緒系統，致力於兩者兼顧

我們漸漸發現，不分流派與理論依據，只要是有效的方法，皆有其共通之處。從生物學的層級來看，所有有效的心理療法不但能穩定依戀系統，還可幫助以前額葉為代表的認知系統，更穩定控制杏仁核等有「大腦邊緣系統」之稱的情緒系統。附帶一提，掌控同理心與情緒的重要部位「前扣帶皮層」就位於兩者之間，可以想成是兩者之間的橋樑。

依戀系統與認知——情緒系統，有如左右兩邊的車輪，除了都是支撐我們穩定身心的根幹外，兩者也保持密切連動。如第二章所述，人類的依戀是哺乳類共有的依戀機制與高度進化前額葉皮質兩相結合的結果。若想保持我們依戀的穩定，兩者缺一不可。

這就是矛盾型依戀・兩極化思考改善療程不偏重任一方，將兩者視為一體來治療的原因。

根據過去的經驗，這類型個案的最大特徵是，即使改善了其中一方的問題，整體問題仍難以改善。唯有將兩者視為一體來理解並著手改善，才能掌握改善的關鍵，找到突破點。這套療程便是基於以上經驗而誕生。

當矛盾型依戀遇上兩極化思考，認知問題很容易被調換成依戀問題。舉例來說，個案遭人指出自己的缺點時，不但會感覺自己被否定，還會將對方視為無法理解自己痛苦的「壞人」。明明是自己的問題，卻把問題推到對方身上。

訓練個案從更客觀的角度觀看事物時，重點就是要將依戀與認知問題視為一體。最初的階段，先進行關於此一重點的心理教育，做好前置作業，並事先提醒個案，哪些是容易踏入的陷阱。發現個案想把認知課題調換為依戀問題時（例如個案對諮商師產生抗拒，或感覺自己遭到貶抑時），協助個案察覺真正的問題。任何日常生活中發生的不愉快，都能拿來當作訓練與成長的機會。

4 為了提高反省能力，反覆訓練個案脫離自己的立場思考

想把腳踏車騎好，就要學會操作車頭方向，保持身體適當傾斜，藉以維持平衡。要讓矛盾型依戀的人控制心情，避免過度反應，做的也是類似的事。心情受傷，做出憤怒反應或陷入沮喪時，為了不要被過度反應的情緒打倒，就要好好調節內心的車頭與身體傾斜度，矯正過於偏離的方向，學會保持平衡的方法。

那麼，具體來說該怎麼做呢？

首先，必須觀察自己內心的狀況。透過前庭系統察知自己情緒傾斜的程度，只要對內心的過度反應或情緒偏向憤怒或抑鬱的狀況有所自覺，就能克制上述情緒反應，恢復原本的平靜。這種「觀察自己內心狀況」的能力，其實正是「反省自我」的能力。訓練自己對內心狀態有所察覺，某種程度站在客觀角度審視自己，這就是療程的第一步。

還有另外一種克制過度情緒反應的能力，那就是感受他人反應，讀取對方心情的能力，也可稱之為「感受他人心情的能力」或「同理共鳴的能力」。愈能站在對方立場著想的人，除了愈不容易做出傷害對方的行為外，也比較不會把

自己逼到孤立無援的狀態。因為體恤對方心情的能力，與抑制自己情緒失控的能力相同。

倘若有能力做到反省自己與感受對方心情，不但能遏止攻擊他人的念頭，還能減輕自身的過度反應，發揮保持內心平靜的作用，為自己帶來幸福。

無論是反省自己或是體諒別人，都有「從眼前困擾自己的事物抽離」、「轉換對事物觀點」的共通之處。換句話說，兩者皆具備不拘泥於自我偏見的能力。做到這一點，就能踏上下一個階段，以第三者的宏觀角度，從遠處檢視眼前發生的事。只要能做到這樣，往後看待事物時，就能完全脫離自己的觀點。

如上所述，想要脫離自己的觀點，必須歷經以下三個階段。

①反省自己。

②站在對方的角度思考。

③用第三者的觀點，宏觀看待事物。

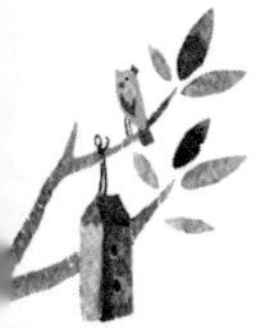

這三種力量統稱「反思作用」（reflective function）。反思作用的能力愈高，愈能有效克服矛盾型依戀及兩極化思考。

只要提高反思能力，不拘泥於自己的觀點，自在遊走於各種不同看法中，就能認清自己身上發生的問題本質，從另一個角度重新檢視現況，防止自己陷入痛苦、憤怒或沮喪等情緒。

本療程最重要的支柱之一，便是透過上述三個過程，脫離自己原本拘泥的觀點，反覆進行重新檢視事物的訓練。

5 重要的是翻轉「不是全好就是全壞」的想法

兩極化思考在遇上矛盾型依戀後，會加重這類型人原本就很嚴重的過度反應症狀。就像前面也提過的，想克服兩極化思考模式，必須以第三者身分和宏觀角度看待發生在自己身上的事。不過，這樣的訓練雖然有效，做起來卻很不容易。某種程度來說，能做到這樣已經是最後階段的成果。

執著於曾受過的傷害，總是無法擺脫當時留下的痛苦，當人們陷入這種狀態時，要他們從客觀角度審視自己的事，只不過是說漂亮話。

那麼，在還懷抱傷痛，無法擺脫痛苦的初期階段，有沒有什麼有效的方法可以執行呢？

在這樣迫切的期盼中，我們確實確立了幾種方法。舉例來說，其中有個叫做「練習找出好處」的方法。這個方法，是將辯證行為療法中名為「認可策略」（也稱為「批准策略」或「肯定策略」）的治療策略，改良為更容易操作的方式。

練習找出好處，就是即使發生不好的事，也要訓練自己從中找出好處。遇到容易被負面情緒牽著走的狀況時，練習以客觀的角度或換一個觀點看待。容易被情緒吞沒的矛盾型往往希望別人體會自己的痛苦或不悅，要他們非得換個角度看待事物不可，有時確實非常艱難。不過，若能告訴自己「訓練是對自己有好處的事」，這不也正是一種轉換角度思考的練習嗎？

即使一開始心不甘情不願，實際練習之後，改變看事物的觀點，撇開自己的痛苦或不悅，學會從其他面向思考事情，會發現心情漸漸變好了，那些痛苦與不悅的感覺也變淡了。這時，將會一點一滴察覺，「看事情好的一面」的意義

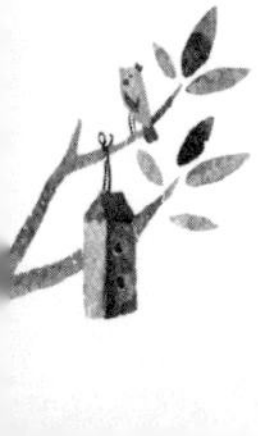

何在。

有矛盾型依戀問題，又很容易一頭栽進兩極化思考的人，往往只能接受百分之百的完美，只要有一點不完美，就會認為一切都變糟了。一旦遇事不順，原本的一百分會一口氣變成零分，有時甚至是倒扣一百分。

然而，現實生活中不可能事事完美，任何事物必定同時存在優點與缺點。反過來說，再糟的事也有好的一面，事實上，很多人都曾在跌落谷底時抓住成功的大好機會。

只要訓練出「遇上壞事也能找到好的一面」的能力，光是這樣，適應力就能獲得提昇，愈來愈擅長將危機化為轉機。

在這套療程中，我們非常重視上述「翻轉」的觀念，引導個案練習找出事物好的一面。只要一再練習，自然就能學會並擁有這種能力。

學會「翻轉」的觀念，開始從宏觀的角度看待事物。兩者都能幫助人們抽離自我觀點，擺脫原本束縛自己的泥淖，獲得更遠大的視野。

6 與心理創傷的治療並行

人在受了傷害，強烈痛苦的狀態下，通常無法冷靜反省自己，更沒有多餘心力站在對方立場設想。深深受了傷、正痛苦難受的時候，腦子裡只容得下眼前發生的事。

想獲得反思能力與翻轉觀念，就必須先緩和心理創傷帶來的無盡痛苦。這套療程同時也能幫助人們戰勝與依戀相關的心理創傷，療程的所有內容都能有效克服依戀障礙形成的創傷。遇到嚴重心理創傷，伴隨重度精神痛苦時，人們有時很難好好完成反思，更遑論改變觀看事物的角度。此外，即使某種程度已接受過上述訓練，過去長久養成的負面情緒習慣很快又會找上門來，要完全改善不是一件容易的事。這類案例多半有著根深蒂固的心理創傷，受負面情緒影響極深，如果不先處理這部分的問題，就算終於願意接受訓練了，恐怕也難以順利進行。

因此，對於仍懷有未解決心理創傷的案例，我們會積極搭配心理照護專用療程，增加當事人的應對能力，協助他們順利達到自我反思與觀點的轉換。

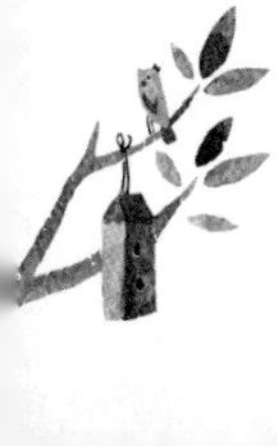

心理照護有各種方法，可與主治醫師或諮商師討論，提出最適合個案的方式。這部分光靠當事人可能有些困難，不過還是有一些方法。以當事人能獨力進行的方式來說，像是嘗試寫下自己的個人史，釐清生命中發生的哪些事以何種形式造成影響，或許是一個可行的方法。若是已經願意敞開心房的個案，也可請他反覆訴說曾經發生過的事，透過諮商師的聆聽來達到心理照護的效果。事實上，在過去沒有特別進行心理照護的時代，不少案例都用這種方法克服了嚴重的依戀創傷。最近，在部落格上寫下自己過去的經驗，藉由讀者的共鳴漸漸舒緩內心創傷的案例也增加了不少。背負相同創傷的人們互相幫助扶持，不只對方受益，對自己的恢復也很有幫助。

心理創傷造成過度清醒、睡眠障礙及閃回（flashback，又稱為病理性重現）等情形嚴重時，還是必須接受專業醫師處方治療。在這種情形下，最好盡量避免同時服用成癮性藥物。等醫師開的處方順利發揮功效，心理創傷帶來的負面影響獲得緩解，個案才能正式面對現實問題。

7 培養持續前進的勇氣，與不輕言放棄的毅力

提高反思力及體諒他人心情的能力，從自己的角度抽離，客觀審視狀況，重新取得心理的平衡，這雖然是克服矛盾型依戀與兩極化思考問題的重點，在實際恢復的過程中，光做這部分的訓練還是不夠。

這是因為，現實人生總是會發生意想不到或不講情理的事。面對每天遭遇到的各種困難與辛勞，必須懷著不屈的精神持續開拓人生之路，才能真正度過這些考驗，好好地活下去。這時需要的，是即使遇到令人討厭或痛苦的事也能持續前進的勇氣，以及勇敢克服困難的毅力。

反過來說，就算稍微失去平衡，又或是一再跌跤，只要擁有再次站起身來前進的毅力與動力，人生總有辦法過下去。就像騎腳踏車時，儘管調整車頭方向與身體傾斜度等保持平衡的技術也很重要，只要具備確實踩下踏板的推進力，與即使摔倒也能再次起身嘗試的勇氣與決心，就算騎得東倒西歪，總還是能夠繼續前進。

本療程重視提高這方面的能力，也在療程中加入相應的訓練。只要跟著療程

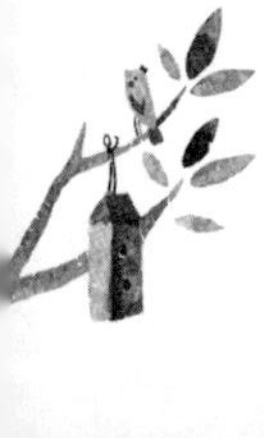

完成課題，就能培育出良好的行動力與戰勝不悅情緒的力氣，即使是日常生活中的瑣事與平凡無奇的小事，也有好好面對的力量。

8 療程不僵化，配合當事人現狀進行

一般來說，認知行為療法等心理療程內容及次數，多半設定為一套十二次。但是，有矛盾型依戀問題的個案身上經常融合各種問題，其中不乏重度症狀者，以實際情形來說，每個人遇到的困難和能獲得的支援不一樣，個人能力也不盡相同，投入治療的積極程度與進步速度各有差異。

因此，本療程會配合當事人的課題和階段，有彈性地調整療程內容與進行方式。不只是按表操課走完流程就好，個案必須能在日常生活中自然實踐療程內容才有意義。謹記欲速則不達的道理，按照自己的速度學習與發現，一步一步前進就好。

有時或許遲遲無法獲得成果，陷入走投無路的痛苦。或是遇到膠著瓶頸，怎麼也無法邁入下一個階段。這時就要告訴自己慢慢來，不必急著往前走。

此外，每個人有待解決的課題也有微妙差異。比方說，有些人罪惡感強烈，動不動便責怪自己；但也有遇事立刻推卸責任，指責別人，不擅長反省自己的類型。除了同樣擁有矛盾型依戀傾向外，大多數人在其他部分遇上的問題都不太一樣。

本療程為這些附隨而來的各式大小問題準備了副療程，每個人可從中選擇需要的項目，取捨之後組合成專屬自己的療程。

基本上最少需要接受二十四次治療，每週一次，每星期自己在家練習數次，最快半年內可結束療程。話雖如此，每個人完成每個階段的所需時間各有不同，最重要的還是配合當事人的步調。

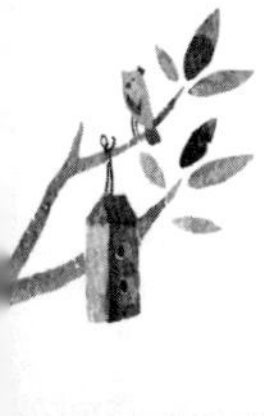

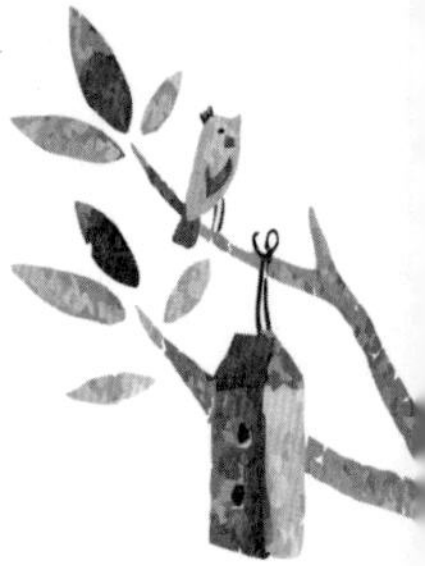

在療程之前，先進行初談面試

以治療者或諮商師的狀況來說，決定使用這套療程時，必須先在初談面試或準備階段的諮詢中，判斷個案目前面臨的課題是什麼，以確認是否適用這套療程。同時也在這段準備期間透過共鳴與包容的態度，與個案建立信賴關係，提高個案願意與治療者或諮商師攜手治療改善的意願。

大多時候，我們會先進行一次初談面試，接下來進行一段時間的一般諮商，幫助諮商師深入了解個案的狀態和問題，也加深彼此之間的同感及理解。判斷個案是否適用這套療程時，以下幾點須特別注意。

①注意個案的依戀關係，掌握當事人的依戀穩定度及依戀類型（逃避型、焦慮型、恐懼．逃避型、未解決型等）。矛盾型的依戀最常出現在焦慮型身上，而出現在恐懼．逃避型或未解決型身上時，則常以更強烈的形式顯現。即使是逃避型依戀，若有未解決型的特徵並存時，也會出現矛盾型的傾向。

②注意個案遇到困擾或不滿時的反應，掌握其思考傾向。特別注意個案是否容易陷入否定思考或兩極化思考。

③盡可能掌握個案是否有未解決的心理創傷，釐清那是什麼樣的心理創傷。是來自依戀關係的創傷，或是工作、意外事故等外在因素。多數人只對後者的心理創傷有自覺，前者多半為潛在性的心理創傷。

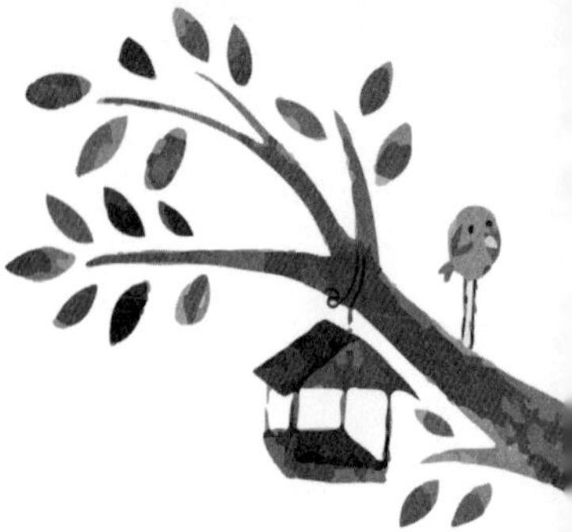

若由自己進行，該怎麼做？

本療程內容，原本是為治療者及諮商師設計，在他們進行相關治療前提供的特別研習內容。不過，讀者中或許也有無法接受治療及心理諮商，需要自己使用這套療程進行的個案。雖說實際上靠自己一個人進行所有療程相當困難，只是，若能學習療程概要，在日常生活中遇到問題時加以留意，某種程度還是可當作參考。此外，運用部分療程內容，深入理解自身狀況，日後接受治療時依然可能派上用場。

不過，若是已在醫療機構接受

治療者，由於每個人病況不同，有可能不適用本療程，進行療程前，還請先與主治醫師討論。

另外，即使已接受醫療機構治療，若出現尋死念頭及伴隨而來的心情低落、情緒不穩、強烈焦慮不安或失眠、食慾降低、注意力不集中、閃回、幻覺、幻想、短期記憶力喪失等症狀，請務必優先前往醫療機構尋求專業醫生診治。

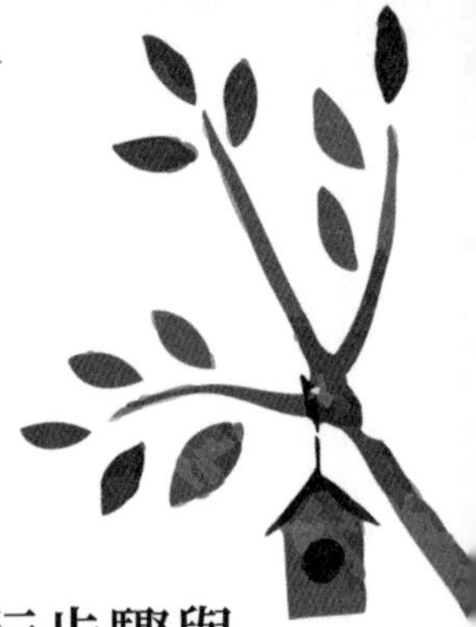

療程的進行步驟與各步驟的課題

療程共分為「初期導入階段」、「初期訓練階段」、「中期訓練階段」、「後續實踐階段」四個階段。

「初期導入階段」的目標是學習關於認知與依戀的概念，理解克服課題需要做哪些事。「初期訓練階段」則是開始訓練抽離自我觀點，提高反思與站在他人立場思考的能力，同時訓練個案秉持自我意願積極行動。「中期訓練階段」加深對安全堡壘的認識，重新檢視依戀關係，整理有待解決的依戀問題，以包容型的方式進行諮商。到了「後續實踐階段」，療程主要部分已經結束，剩下的就是專注於練習實踐，落實前三個階段學到的內容。

每個階段都有重點功課，順利通過一個階段，才能進入下一階段。出於頁數限制，本書以「初期導入階段」為中心介紹，剩下的部分只講述概要。因為「初期導入階段」是本療程的根幹，與其以簡單的介紹草率帶過，不如仔細說明，確實習得此一階段內容，對讀者來說更有助益。即使是情緒非常不穩定的個案，在療程中結束這個階段時，多數人已可達到相當安定的狀態。

療程的基本架構

①首先是採包容型諮商的導入階段，接著是施行心理教育與認知訓練（練習）的中間階段，最後進行當天的反省與短時間的正念覺察（Mindfulness），再加上回家作業，共以四大部分組成。回家作業的流程，是落實療程中產生的變化與覺察，加以應用、實踐。

②最重要的是中間階段的練習。透過練習強化反省、反思的能力，訓練控制過

度的負面情緒反應，也提供修正兩極化思考的訓練，避免一遇到討厭的事情就陷入全面否定的極端認知。

③由於很多人依戀關係受過創傷，內心還有未解決的問題，到了後半階段（中期訓練階段），最重要的課題就是客觀回頭檢視、重新整理與家人之間的關係。前半階段（初期訓練階段）的種種訓練，可說都是為此做的準備。

④療程的最後，個案將成功翻轉價值觀，從原本的責怪、怨恨，轉為包容、原諒及感謝。選擇做自己人生的主人，用自己的腳步向前邁進。

⑤這套療程提出了一套循序漸進式的心理諮商及訓練方法，即使是比較缺乏經驗的人，在面對那些非常複雜的問題時，也能找到一條毫不猶豫向前走的路。此外，透過這套療程，諮商師也更容易向苦惱的委託人提出明確的做法。

最後希望各位注意的是，將這套療程實際用在委託人或個案身上時，前提是執行者必須接受過專為本療程舉行之專業研習訓練，具備一定資格與經驗。此外，為營利目的使用本療程內容，或將本療程內容運用在複數對象身上時，除了必須接受上述研習訓練外，也需要事先取得許可。

以下將透過具體諮商案例，介紹實際執行療程時的進行方式。由於頁數限制，本書只收錄「初期導入階段」的五堂課。請一邊閱讀說明，一邊實際執行練習，這樣應該就能明白療程內容如何應用在個案身上，又是以哪些方式展開訓練。

初期導入階段

在正式進入訓練前，讓個案大致理解自己「問題出在哪裡」、「該改善哪些地方」的階段。如果這部分內容沒有確實進入腦中，日常生活一遇到討厭的事，情緒很容易又被牽著走，失去治療的方向。因此，學好這個階段的內容非常重要。

實際諮商時，我們一邊進行諮商內容，一邊在後半加入這套療程，並於療程最後做短時間的正念覺察。另外也有回家作業，請個案在家中自行練習。在這裡，我們主要介紹的是心理教育和訓練的部分。

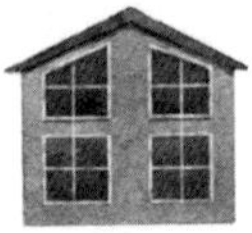

第一次進行／關於認知

認知，指的是接收事物的方式。

認知之所以非常重要，是因為認知能與情感和行為結合，在不知不覺中影響後兩者。

如下頁圖示，認知能與情感結合，也能與行為結合。

情感是三者中最不容易自主控制的東西。但是，我們雖然無法直接控制情感，只要改變認知，情感與行為也可能隨之改變。反過來說，行為一旦改變，情感與認知也會產生變化。

這就是為什麼，改變認知或改變行為，也能讓壞心情、低落的

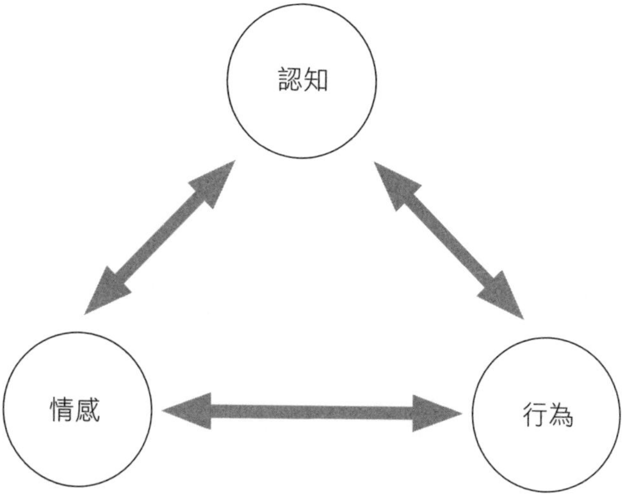

情緒或煩躁狀態跟著改變。

很多人在學到「認知三角形」後，得知自己的情感可隨認知與行為改變時，都表示非常驚訝。原本以為情感無法控制，只能被情緒牽著走，沒想到可以學到對應的方法，紛紛被激起了好奇心與學習欲。不過，知道是一回事，實際上必須先經過一番紮實的訓練才做得到。話說回來，既然知道可以這麼做，也看得到基本方針了，效果自然能夠期待，也因此帶來改變的動力。

希望各位不時想起這個「認知

三角形」，在思考該怎麼做時，一定能派上用場。

有位三十多歲的Y小姐，工作上出了差錯，受到上司斥責而心生沮喪。她開始認為自己就是沒有實力，一心認定上司想逼自己辭職。這個念頭怎麼也無法離開腦海，重要的工作完全沒心情做了。

諮商師提醒Y小姐想想「認知三角形」，問她該怎麼做才能處理目前的心情。Y小姐想起改變認知與行為就能改變情感，在諮商師的陪同下經過一番思考，發現事實上自己在公司裡做的工作無人能取代，要是自己辭職，只會造成上司的困擾。Y小姐察覺，若能換一種方式接受眼前的事實，就能遏止內心產生過度悲觀的思考，情緒得到紓解。

不過，Y小姐也這麼說：「後來冷靜想想，雖然當下順利轉換了思考。可是，平常遇到討厭的事時心情通常很差，沒有多餘的力氣去改變想法。」為了解決這個問題，諮商師指點了另一個方法。「下次這種時候，或許可以透過行為改變心情。做什麼都好，想想看有什麼是自己遇到討厭的事時可以做的？」

諮商師和Y小姐想了幾個可能有幫助的做法。其中，Y小姐嘗試了「先暫時離開，去廁所做呼吸冥想」的方法，以及「在隨身攜帶的水壺裡裝花草茶，需要冷靜時就喝口茶」的方法。此外，在筆記本裡寫下剛才發生的不合理事態也是一個方法。

改變看待事物的方式，事態就會產生一百八十度的轉變

大部分人都有某些認知上的偏差。同樣一件事，有人覺得做得很好，也會有人覺得一塌糊塗。看事情時，有些人會把眼光放在好的地方或努力過的地方，也有人只看不好的地方。這兩種看待事物的方式，會讓事態產生一百八十度的轉變。一旦看到的都是失敗之處，心情就會低落，對後續行為造成影響。

改變自己的認知，以積極或均衡的態度思考，無論心情或後續的行為都會朝好的方向轉變。不知不覺中，事情就會順利起來。那麼，讓我們趕快來看實際上要怎麼進行吧。

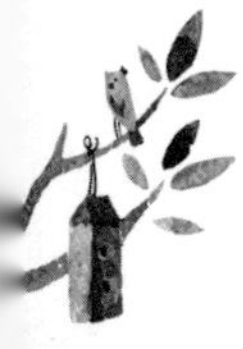

練習在認知療法表格上做記錄

首先要進行的，是使用認知療法常用表格，進行將事實客觀整理、記錄下來的訓練。

遇到討厭或生氣的事或遭到不合理對待時，請把那件事記錄下來。若無法當場記錄，事後回憶再補寫也可以。

那麼，該怎麼記錄呢？請先回想最近發生過的事，嘗試寫下來看看。下一頁是認知療法使用的記錄表，請實際寫寫看。

「導火線」（引發事件的起因）欄位裡，請寫下討厭的事發生時的狀況。「你的反應」（情感、行為）欄位則記下導火線引發那件事後，你對狀況產生了什麼反應。「認知、自動思考」欄位寫的是產生那種反應後，你如何看待導火線引發的這件事。在「邏輯思考」欄位，則請先思考有沒有其他讓心情更輕鬆的看待方式，並記錄下來。最後，請在「結果」欄寫下後續情形。

請持續記錄，遇到什麼事就寫下來。這種治療法稱為「認知療法」，能幫助理解自己的情感、行為與認知之間的關係，釐清自己的認知傾向。對於改變認

認知療法記錄表

日期	導火線（引發事件的起因）	你的反應（情感、行為）	你如何看待這件事情？（認知、自動思考）	有沒有其他的看待方法？（邏輯思考）	後續情形如何？（結果）
月 日					
月 日					

知傾向造成的結果有很大幫助。習慣之後，不妨每天記錄。

外在事實只是引發事件的導火線，接下來要留意的，是自己的反應會引發什麼事。人們經常誤以為自己的反應等同於外在事實，其實多數時候，自己的反應與事實並不相同，只不過是「自以為的事實」罷了。說日常生活中有一半是「自以為的事實」也不為過。重要的是，不要讓自以為的事實困擾自己，造成痛苦。持續做這份記錄，將會發現自己總是往壞的一面想（自動思考），如此一來，就能防止自己受負面思考束縛，漸漸脫離原本的痛苦。

練習找出好處

請試著想出並寫下最近發生過哪些令你為難的、不順利的或討厭的事。在前一個項目練習時寫過的事也可以。

接著，請改變看待事物的觀點，試著思考並寫下這件事的優點。怎麼樣都找不到的話，可將視野放開闊一些，站在另一個角度思考看看。如果這樣還是想不到，也可以請諮商師或協助你的人給予提示。

邊緣型人格障礙者經常懷有強烈自我否定，感覺活得很艱難或困在想死念頭中，有反覆傷害自己及試圖自殺的狀況。少數對邊緣型人格障礙有效的療法中，有一種名為「認可」（validation）的辯證行為療法治療策略。

「認可」指的是接受原原本本的現狀並予以肯定。為此，不要老是去看做不到或惡化的地方，要學習把目光放在好的地方，給予肯定及好評。

練習找出好處，是為了在遇到難以解決或不好的事時，能夠翻轉對事情的看法。在事事順心如意的當下，誰都能產生正面情感，站在肯定的角度思考。只有在事情不順利時，「練習找出好處」才能發揮真正的效果。就這層意義來說，不順心的事反而是訓練自己翻轉觀念的大好機會。

最好當作回家作業持續練習。即使遇到不好的事或發生討厭的事，也請想成是一次練習機會。迅速記錄發生的事件內容，試著找尋這件事的好處，也將這些好處記錄下來。

找尋好處的練習，是整個療程中反覆進行最重要也最基礎的作業之一。每當遇到壞事、討厭的事或不合理的事，就把這當作練習題材，耐心訓練自己翻轉看待事物的觀點，逐漸養成習慣。

F先生今天臉色不太好，一開口就說：「早上鬧鐘沒響，上班差點遲到，慌慌張張出門，不但擦撞了車子，還遇上一連串倒楣事。」

F先生已經進行過好幾次尋找好處的練習，這天也自己接下來這麼說：「修理車子得花四、五萬確實很心疼，但這也可當作一個警訊，提醒我去注意更大的危險。否則要是發生車禍事故，可就不得了了。最近總是比較晚回家，作息一片紊亂，正好趁此機會重新檢視生活步調。」F先生一邊這麼說，一邊轉換心情，帶著積極的態度回家。

另一位是四十多歲的K小姐，這兩年來為了照顧生病的母親，生活過得非常辛苦，母親對她的付出卻只視為理所當然，沒有表達太多感謝之意。K小姐說自己因此累積了很多不滿，但接著又這麼說：「日子過得確實辛苦，也會埋怨母親一點都沒站在我的立場想。但是，看到她就像小孩子一樣依賴我，也會想起小時候受過母親同樣的照顧，反而感謝起老天，給我這段孝順母親的寶貴時光。」

本身反省能力強，面對的問題也不是太嚴重的個案，或是即使問題嚴重，但已在某種程度上克服了困難的個案，比較不排斥「練習找好處」。相較之下，對於深陷嚴重問題，還無法冷靜反省思考的個案來說，這件事做起來就不太容易了。尤其是與依戀對象的關係，往往牽涉著僵持不下的愛恨情仇，要換個角度思考著實困難。

一位受尋死念頭所苦，反覆出現自傷行為的女性，在進行找好處練習時就一直很不順利。情緒低落的時候，一切在她眼中都糟到極點，沒有心思想任何事，更別說努力讓自己變好，只有「什麼都無所謂了」的念頭不斷浮現。

她來諮商時，說的永遠是生活裡的不順利與活著的痛苦。包括始終無法理解自己的雙親和最近感情變淡的男友，都讓她感受不到任何活著的希望。

聽她吐完一遍苦水後，先試著問她能不能從剛才講的那些事情中，找到任何好的一面。起初，她連一件好事都想不到，表現出「我都已經這麼痛苦了，你怎麼還問這種話」的反應。對她來說，這就像問垂死的病人「身體哪裡比較健康」吧？

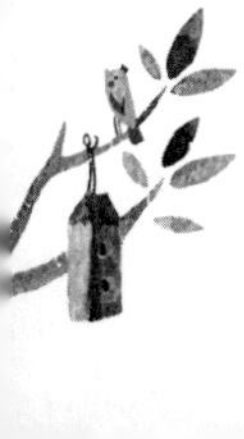

這時，試著告訴她「只是練習，試著想一件事看看」，或用「往好的方向想，自己也會比較輕鬆，要不要試試看」來勸服。儘管心不甘情不願，她還是嘗試思考了。

只是，她仍然無法從壞事裡找到好的一面，只能改成講「沒那麼壞」的事。比方說，和男朋友一起散步，或是偶爾有力氣做點家事之類的。雖然她總是會附加一句「做那種事也沒意義」，但與之前否定一切的態度相比，表情還是開朗了一點。慢慢地，她開始會在講完壞事後聊一聊發生了什麼好事，談話內容也愈來愈豐富，有時連我都驚訝地說：「妳真的很努力呢！」

話雖如此，她每次來，一開口說的還是狀況不好，事情持續在最糟糕的狀態等痛苦難受的事。父母依然不理解她，男朋友也依然冷淡。她說，不管怎麼找都找不到好的一面。我試著問，假設以一百分為滿分，會為對方打幾分？得到出乎意料的答案。她給男朋友打了三十分，父母則是十分。「兩者都不是零分啊，妳為他們打的三十分和十分，分別是哪些地方的分數呢？」她說男友或許已經厭倦自己了，但又放不下這段孽緣，還是陪在自己身邊。父母雖然什麼都不懂，但有時會寄東西給自己，也會給生活費。「即使那不是我想要的，但他們能想到的也就只有這些事了。」

其實，她說的這些話已經是在「練習找好處」了。愈是問題嚴重的人，在剛開始投入找好處的練習時，多半愈會產生強烈的抗拒。這種時候，可以對他們說「只要感覺稍微好一點的地方就可以，試著找找看」或「找出或許可以原諒對方一點的地方」，降低「找好處」的門檻。一分也好，兩分也好，只要不是零分，就可以當作好處。帶領個案做找好處的練習時，必須耐心且細心地處理這些複雜的部分。

順帶一提，後來我請這位個案每次諮商都和父母一起來，讓他們也參加她的治療過程。矛盾型依戀得到改善，原先堅持不回家的她，也能抱著輕鬆的心情回家了。另一件出乎大家意料的事是，她又能好好工作，也不再說悲觀負面的話。

找好處的練習即使暫時不順利，也不必著急。某種意義來說，治療的最終目標，就是讓個案自然而然找出事情好的一面。能做到這點時，代表已克服矛盾型依戀和兩極化思考。之所以在第一次的療程，就提出這個堪稱最終目標的課題，是為了讓個案清楚知道自己的目標是什麼。有了確定的目標，才有每天持續努力的動力。

愈是會造成傷害或愈急迫的狀況，愈不容易找出好的一面。對依戀受傷的人來說，要在依戀關係中找到好的一面比什麼都困難。因此，不妨先從中性一點的地方開始練習找好處。

想要順利找出好處，需要抽離自己原本看待事物的觀點，也需要具備反省反思的能力。從第二次療程起，將會逐步加入這樣的訓練。

反省的功課

把今天學到的事、自己察覺到的事或領悟到的事寫下來。

正念覺察

執行「三分鐘呼吸空間法」。這時可以試著沉澱今天學到的東西，或是鎮定自己因說了什麼而起伏的情緒，讓諮商結束在平靜的心情中。這種時候，短時間的正念覺察有很好的效果。

①首先，伸直背脊坐正，輕輕閉上眼睛。

②最初的一分鐘，先感受自己的內心狀態。不安也好，痛苦也好，憤怒或悲傷也好，都不要試圖去解決，只要感受、觀察原原本本的狀態。

③接下來的一分鐘，把注意力集中在呼吸上。細細感覺空氣吸入鼻腔，通過氣管，滲入肺部。也要去感受胸部和腹部的動作。容易過度換氣的人或對呼吸較敏感的人，可以把手放在腹部。用手心感受腹部的動作，這樣比較容易控制呼吸。不需要控制情緒及感覺，只要這麼做，就能按照自己的意思調整呼吸。這時的重點是確實吐氣。用足夠的時間慢慢吐氣。請盡量深呼吸，慢慢呼吸。

④最後的一分鐘，把注意力集中在身體的感覺上。從腳尖到膝蓋、腿、臀部、腹部、背部、肩膀、手臂、脖子、臉、頭部。按照這樣的順序由下往上掃描整個身體。這種方法稱為身體掃描。一分鐘內可能無法掃描完上述所有部

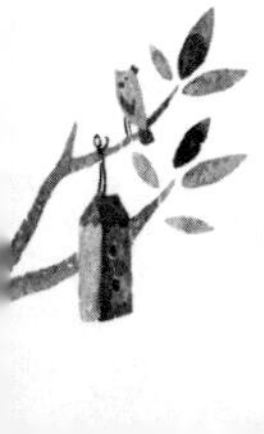

位，也可以分成幾個區塊，例如從腳底到腹部，從肩膀到脖子再到頭部，陸續感受過去即可。一邊感覺，一邊微微挪動身體各部位也不錯，有助提高放鬆效果。

⑤緩緩吐氣，同時慢慢睜開眼睛，結束三分鐘呼吸空間法。

回家作業

回家後，將當天學到的內容或需要持續面對的課題實踐在家庭、社會等日常生活中，可以寫下記錄，也可整理為資料。第一次療程後的回家作業，請以「練習找好處」為主。

第二次之後的療程，除了特別重要的內容外，反省、正念和回家作業的部分將省略不談。

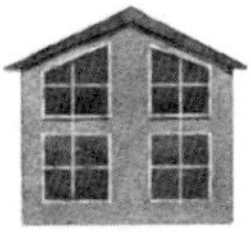

第二次進行／認知的陷阱

前一回提到認知（看待事物的方式）能與情感及行為結合，透過認知，就能在不知不覺中影響情感與行為。

這次，將思考許多人容易踏入的認知陷阱，集中探討矛盾型的人最容易落入何種圈套。

1 過度概括

第一個認知陷阱，是過度的概括。舉例來說，找工作面試了兩三家公司沒獲得錄用，只是這樣就完全喪失自信，認為不會有公司錄用自己了。或者，只因被一

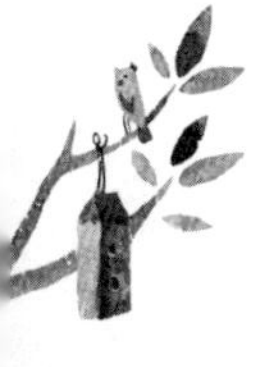

個同事害得很慘，就連其他人都不再相信。這兩個都是將少數情形概括解釋為普遍現象的例子。

過度概括可說是動不動就反應過度，經常陷入兩極化思考的矛盾型人非常容易踏入的認知陷阱。

2 混淆推測與事實

另一個矛盾型人容易踏入的認知陷阱，是將自己的推測與事實混為一談。過度概括也可說是一種過度推測，將自己的推測認定為事實。將推測認定為事實，做出擅自解讀的反應，這是矛盾型的人很容易發生的事。這種人的認知經常受情感左右，因而產生誤解。比方說，只要是討厭的人做的事，在他看來一定是壞事。為了不讓情感蒙蔽雙眼，不但要常提醒自己冷靜面對事物，更必須進行這方面的訓練。

3 把自己的問題與他人的問題混為一談

另一個矛盾型人容易踏入的認知陷阱，是分不清自己與他人的界線，混淆了他人的問題與自己的問題，或是把自己的問題轉換為他人的問題。

舉例來說，只因上司看起來不太高興，就一心認定自己做錯了什麼事，經常像這樣小心翼翼看別人臉色。事實上，上司可能只是有自己的煩心事，矛盾型的人卻以為問題可能出在自己身上。還有另外一種人，明明是自己不小心撞到東西，卻抱怨別人東西亂放，這就是把自己的過失轉換為他人的過失。

無論過度承受別人的問題，還是太常把自己的問題推給別人，這兩種人在社會上生活都有困難。

自己的問題、他人的問題，再加上與任何人都無關的不可抗力問題。要能將問題分成這三種來思考，認知才得以取得平衡，減少不必要的苦惱。

學到三種認知陷阱後，就開始針對實際發生的事，訓練個案跳脫陷阱，轉換看待事物的觀點。首先練習做法，接著就請個案自己應用在日常生活中。

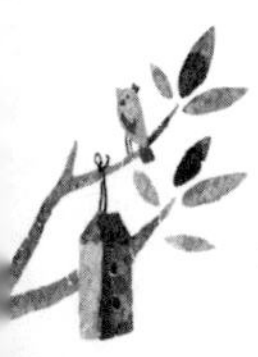

練習轉換觀點

①回想最近發生的不愉快的事，說出（或寫下）那是什麼事，你對那件事怎麼想，做出何種反應。

②接著，釐清你對那件事的看法和做出的反應中，哪些屬於推測，哪些是毫無疑問的事實。過度概括或流於情感的認定都不算事實，只能說是推測。

③釐清那件事是自己的問題、別人的問題，還是不可抗力造成的問題。自己的問題，指的是靠自己努力就能改善的問題。別人的問題，指的是對方不改變就無法解決的問題。不可抗力造成的問題，則是誰都沒辦法解決的問題。

活得痛苦的人，往往會把別人的問題或不可抗力造成的問題，誤以為是自己的問題，當作自己的責任，責備自己。明明無法解決卻拚命想解決，變成毫無意義的戰鬥與無謂的消耗。這種時候，其實只要把焦點集中在自己的問題，明確區分出別人的問題和不可抗力造成的問題。完成區分之後，再思考自己能做什麼即可。

④請找出那件事或那次經驗中好的一面。

依戀穩定下來，認知也偏向正向肯定後，就算遇到壞事，也能用積極正面的態度看待。但是，有強烈焦慮型與矛盾型依戀傾向的人，即使只是比較不走運或遇上一點小麻煩也會一蹶不振，無法用積極正面的態度化解。在這種狀況下，要他們立刻找出事物好的一面，多半也很難馬上轉換看待事物的觀點。這種時候，只能耐心等待他們先將事實與情緒整理好，恢復從容的心情後，再來找出事物好的一面。

擔任電話客服的C小姐，有一次遇到不講理的客戶投訴，又因此遭上司斥責，整個人陷入沮喪。這時很難馬上要她找出事情好的一面，只能先把前因後果問詳細一點，請她整理、釐清自己如何看待這件事。

她告訴諮商師，自己明明誠懇面對客戶，客戶卻為需要排隊等待而不耐，聽到她說「這需要時間調查，請稍待」時，更大發雷霆，狠狠發了一頓脾氣。她表示自己無法再做更多，客戶便說「叫妳上司出來」。無可奈何之下，C小姐只好請上司接聽。上司與客戶通完電話後，認定C小姐態度不佳，用情緒化的言詞指責了她。對C小姐來說，比起客戶的痛罵，更令她深受打擊的，是上司

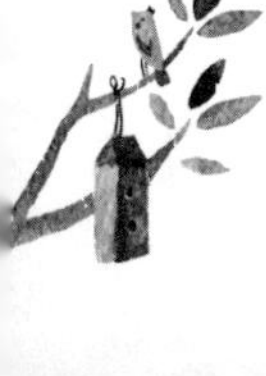

認定她做錯事的指責。

「現在回想起來，妳覺得自己有做錯什麼，或是有哪些該做沒有做的事嗎？」諮商師再次這麼問。C小姐困惑地說：「我怎麼想也想不出自己做錯什麼，所以才更不知如何是好……」這時，諮商師是這麼回答的：

「站在第三者的角度，這件事聽起來不是C小姐的問題，應該是客戶的問題。這位客戶或許是本身壓力太大，耐性不夠所以容易生氣吧？遇到這種情形時，最重要的是不要把別人的問題混淆成自己的問題。別人的問題只有他自己能解決，其他人幫不了忙，也沒必要幫。所以，那原本就不是C小姐應該煩惱的事。可是，現在C小姐妳卻這麼苦惱……」

「是啊，我苦惱的是上司不明白這一點，卻說得好像都是我的問題……」

「正是如此。關於這點，我認為C小姐妳也沒有任何過失。上司也是壓力太大又容易生氣的人嗎？還是他平常不會這樣，偶爾因為太累或發生什麼事，把自己逼得太緊了？」

「的確，最近公司體制改變，他一直很煩躁。」

「大概是因為太煩躁，把氣出在C小姐妳身上了。我想上司現在說不定也很後悔……不管怎麼說，那都不是C小姐的問題。為不是自己問題的事煩惱，就像下雨時怪自己是『雨女』一樣，不覺得很可笑嗎？」

「是啊，是有點可笑。」這麼說著，C小姐的表情開朗了些。

接著，諮商師對她說：「遇到不合理的事，或許讓妳很不開心。不過，能不能從這件事中找出好的一面或優點呢？」C小姐笑著回答：「我想想喔，應該是學到『就算自己沒做錯事也會被罵』這點吧？在這之前，每次被罵我都以為是自己的錯。所以，只要人家罵我，我就覺得非解決問題不可，痛苦得要命。現在知道對方會拿自己的問題來罵我，就不會再為此煩惱了。為這種事情煩惱，是自己的損失。」

這個例子告訴我們，想順利「找出事物好的一面」，某種程度需要站在宏觀的角度看事情。抽離自己的觀點，用開闊的眼光去看，才看得見事物的另一面。

回家作業

日常生活中，每當遇到討厭的事、受傷的事或不合己意的事，就留下記錄，練習轉換觀點思考。即使是討厭的事，只要想成這是訓練自己的好機會，說不定還覺得多多益善呢！

第三次進行／依戀與矛盾型

這次療程中，要學習的是矛盾型依戀，這類型的人也是本療程的主要對象。

依戀是構成人際關係基礎的機制，與其說是心理學，不如說更接近生物學。每個人年幼時，與養育者之間建立的關係就是依戀。

依戀有以下幾種類型。

1 安全型

不過度依賴，也沒有受到過度控制，能在需要時適度依賴他人，與安全堡壘之間建立穩定的關係。

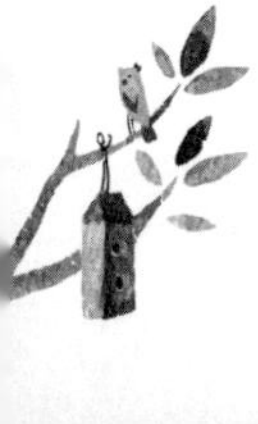

2 逃避型

逃避親密關係，遇到困難時無法求助他人，受到他人依賴又會感到壓力。盡可能避免展現自己的情緒，也逃避解釋自己的想法。

3 矛盾型→成人後稱為焦慮型（受困型）

容易出現兩種極端。一方面過度渴求愛與關注，因為太在意他人想法而扮演事事配合他人的「好孩子」。另一方面，當他無法獲得愛與關注時，又會產生憤怒及拒絕等反應，變成「壞孩子」。

4 恐懼．逃避型

渴求愛與關注的傾向和恐懼受傷、逃避親密關係的傾向同時存在，這種類型的人往往展現強烈的警戒心和猜疑心。

5 未解決型

過去的依戀創傷遲遲未癒，與父母或親密伴侶之間的關係不穩定。

本療程主要以矛盾型依戀者為治療對象。

矛盾型依戀的特徵從一、兩歲起即已顯現。即使是恐懼・逃避型或未解決型的人，也會同時出現矛盾型的特徵，與矛盾型有共通特性。

◆特徵

矛盾型依戀是對依戀對象過度渴求的類型。

- 會因為渴求愛而做出攻擊對方、拒絕對方的行為。
- 過度期待對方，期待落空時，很容易轉為失望或憤怒等情緒。
- 無法坦然依賴對方，時而做出與本意相反的行為。

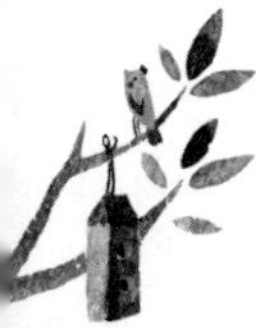

◆背景

許多這類型的案例，過往都有「原本受到疼愛，途中開始失去疼愛」或「母親的愛陰晴不定」等經歷，形成兩極端的性格。

成人矛盾型（焦慮型）的特徵

①依賴的一面

・敏感察覺他人反應，過度在意他人想法。

・心理上未獨立，總是想依賴誰。

②矛盾的一面

・依賴與攻擊並存：明明內心想依賴對方，一旦事情發展不如己意，又會責備或拒絕對方。與人進入親密關係時，這種傾向就會浮現。

・過度追求理想而失望：事情進行順利時會覺得一切都很美好，不順利時就又認為一切都很糟。無論對別人或對自己都過度要求理想狀態，對不夠完美或不符期待的事過度嚴苛。

③過度反應

- 強烈焦慮不安，對任何事反應過度。
- 容易陷入極端反應或兩極化思考。

會出現這些反應，都是出於希望得到愛與關注的心理。然而，現實卻是身邊的人對這種狀況感到疲憊，漸漸不再付出愛與關注。與當事人的期待相反，愈是渴求愛與關注，愈是陷入無法如願的惡性循環。這一類型的人也常對自己過度要求，太希望自己成為受周遭認可，值得被愛的完美形象。然而，一旦期待落空，他又會否定一切，討厭起這樣的自己。

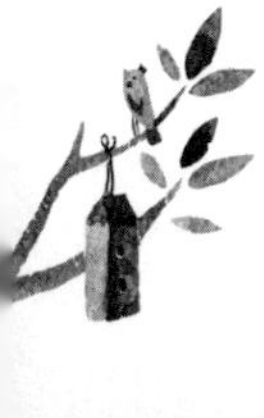

如何成為安全型

想脫離焦慮型（矛盾型）焦慮，擁有安全型依戀，又該怎麼做呢？

只要與父母的關係穩定下來，就能改變焦慮型依戀，這是非常有效又幸運的事。只可惜，大多數人的現實狀況不是如此。想將一再扭曲糾結的依戀關係恢復原狀，比解開打結的線頭還困難。

那麼，自己能做的有哪些事？

實際看看從不安全依戀中恢復安全的案例身上發生了什麼事，或許就能找出方法。簡單來說，有矛盾型依戀特徵的人，必須完成以下幾個課題。

①提高反思、反省的能力，從客觀角度檢視自己與對方。

②提高自律能力，養成冷靜的習慣，控制情感與行為，不過度反應。

③不拘泥於理想狀態的標準，不過度期待別人或自己「應該怎麼做」。保持內

心的彈性，以肯定的態度接受原原本本的對方與自己。

④從依戀關係的角度整理自己身上發生的事，用自己的方式去理解，從未解決的心理創傷及隨之而來的執著中，逐漸獲得自由。

⑤自己的事自己決定，養成自主行動的習慣。

換句話說，必須要能提高反思反省能力，和從客觀角度檢視自己與他人的能力，同時，也要整理現實中依戀關係引起的事態，察覺自己不知不覺中出現哪些過度反應，重新以自己的方式去理解並掌控自己的情緒。如此一來，就能擺脫不合理的支配，獲得自由，接受原原本本的自己，秉持自我意志為自己做決定並加以執行。

具體來說，持續練習抽離自己的觀點，從不同角度看待事物，累積這樣的訓練，即使麻煩仍每日練習不懈，鍛鍊出良好的自律能力、對慾望的耐性以及行動力，這些都是很重要的課題。

在這次療程中，將帶領個案先投入提高反省反思能力的練習。

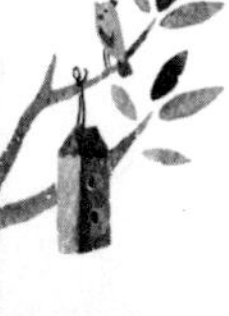

提高反省反思能力的練習

①請回想一件人際關係中讓你非常不開心或生氣的事。你對那件事有什麼想法，當時產生什麼樣的心情？

②稍微脫離自己的觀點，客觀回顧當時的狀況。連提到你自己的名字時都當成另一個人，以旁觀的角度說明那件事。

③請試著想像對方站在什麼樣的立場看待這件事。

④現在你對這件事的看法，和一開始有什麼不一樣嗎？

反省的功課

關於自己，請寫下你發現了什麼，感覺到什麼及想起了什麼。

回家作業1

對人生氣或不耐煩時，請回頭檢視自己是否出現了矛盾型的依戀模式（例如：明明想依賴卻又責備對方／明明渴求關注，卻又裝作不在乎／太希望得到什麼，只要一不如己意就生氣……等等），並請記錄下來。

回家作業2

任何事都可以，每天找一件原本有點嫌麻煩的事，一天一件，試著處理掉。

第四次進行／矛盾型依戀與兩極化思考

這一回合要學習的是認知偏差之一的「不是全有就是全無」或「非黑即白」的兩極化認知，有時也稱為零百思考、白黑思考或兩極思考。這是一種傾向認為不是全部完美就是全部失敗的認知偏差。

想想看，自己是否也曾有過這種經驗？

事實上，矛盾型依戀（焦慮型依戀）的人身上常出現的認知模式，就是這種兩極化認知，也就是「非零即百」的認知。兩者很容易同時出現，或者應該說，兩極化認知正始於矛盾型依戀，追根究底，兩者是一樣的東西。

矛盾型	好媽媽	↔	壞媽媽
	好孩子	↔	壞孩子
	過度依賴	↔	攻擊、拒絕
兩極化認知	好人、夥伴	↔	壞人、敵人
	好事	↔	壞事
	完美的、理想的	↔	失敗的、糟糕的

矛盾型依戀容易結合兩極化認知

覺得對方是「好人」，或覺得事情「不錯」時，對其他的一切也抱持肯定態度，一旦認定對方是「壞人」或事情「很討厭」，就又覺得一切糟透了，否定所有人事物。

為什麼會形成這種兩極化的認知呢？

①在兩極化認知下…只會站在一個角度看事情。

・無法客觀看待事物，沒有辦法站在對方角度思考。

②認知中摻雜了情緒反應。

・容易流於情感。

・只會用「喜歡或不喜歡」來判斷事情，太過單純化。

③站在對方立場思考的能力及回頭檢視反省的能力太弱。

・只有對方和自己站在同一邊時有共鳴，一把對方當成敵人，就會否定一切。

如何戰勝兩極化認知？

①訓練自己從客觀角度看事物。

②訓練自己不訴諸情緒，不過度反應。
③訓練自己站在對方的角度思考。

上述三點，可透過「練習找好處」、「練習站在對方的角度思考」和「練習客觀看待事物」來完成。

這次介紹的是使用認知療法表格（P.267），練習提高反思能力的訓練。

練習提高反思能力

①請使用認知療法表格記錄下討厭的事、受傷的事或感到沮喪時的狀況。請看著表格思考，再次簡單說明自己對發生的那件事有什麼想法？如何看待這件事？做出了何種反應？透過簡單的說明，往往更容易看見事物本質。諮商師可以依循個案的說明，進一步將個案的反應統整得更簡潔。

②接著，請從第三者的角度重新檢視這件事。把自己當作記者或報導者，客觀描述這件事。提及自己時也用全名〇〇（××歲）的方式稱呼，只寫下事實

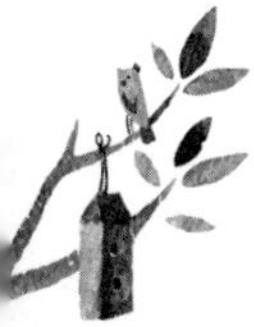

就好。摻雜心理層面或推測的部分，請用「似乎認為～」或「推測是～」的方式寫清楚。

③再來，請站在對方的立場，從對方的角度再次檢視這件事。運用想像力，想像對方眼中看到什麼事實。

④對這件事的看法，和當初自己的感受有什麼不同了嗎？有沒有發現自己當初可能反應過度，也可能淪於兩極化思考、太以偏概全或有所誤解？是否從換個角度看待事物的過程中察覺了這些？

⑤雖然這件事讓你留下不好的回憶，但是，你是否能從這件事中學到或發現什麼對自己有所助益的東西？試著練習找好處吧。

回家作業1

每當遇到不開心的事，就用這次學到的方法進行練習。

回家作業2

練習做一件麻煩的事或家事。不可小看家事之類的平凡小事，做平凡的事並且樂在其中，說這是活力的泉源與幸福的祕訣也不為過。寺院僧人的修行都從打掃廁所、擦走廊地板或清理庭院開始，原因就在這裡。請重視看似無聊的小事。

將每天做一件麻煩事或家事的狀況記錄下來。

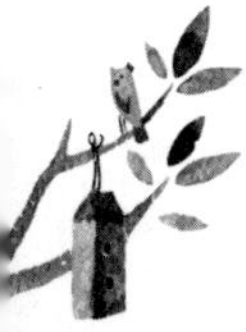

第五次進行／矛盾型依戀與大腦機能

1 複習

到上次為止的療程中，帶領個案學習了矛盾型依戀的類型。若是在兒時沒有充分獲得無條件的愛，在不夠被愛或對愛懷有不安的環境中成長，就容易形成矛盾型依戀。

①矛盾型的人打從心底渴望被愛，過度渴求他人的愛與肯定。當他沒有得到自己想要的愛與肯定，就會陷入不安、沮喪，有時甚至感到憤怒。

②此外，矛盾型依戀又很容易與兩極化認知結合，讓事情發展

得更棘手。兩極化思考的人太期待完美，只要遇到一點不符期待的事，就會認為一切都不行了，陷入全盤否定的狀況。結果就是時而追求理想，時而陷入失望，做出攻擊或拒絕他人行為的兩極化狀態。

③然而，現實中的事物既不可能全部完美，也不可能全都很糟。對遇到一點不完美就認定全部搞砸的人來說，任何事到最後還是等於全部搞砸。以偏概全、將事情過度單純化或反應過度、完美主義等，都是兩極化認知表現出的形式，只會使人視野狹隘，缺乏體驗，造成適應力的低落。

2 矛盾型依戀與左右前額葉

此外，最近的研究發現矛盾型依戀之所以容易與兩極化認知結合，與大腦運作方式的不同有關。矛盾型的人右前額葉（與情緒、感受等關係密切）過度活躍，相較之下，左前額葉（與理性掌控關係密切）的活動則較弱。

另一方面，用壓抑情緒，逃避親密關係來保持平衡的逃避型依戀者則正好相反，這類型人左前額葉的活動亢進，右前額葉的活動較消極。

另外一種，是與父母之間有未解決依戀創傷的未解決型，這種類型的人杏仁核（情緒中樞）容易失控，經常出現極端的反應過度。

與此相對的是安全型依戀，這類型人的左右兩邊額葉發展均衡，左前額葉有稍微活躍一點的傾向，不過情感與理性應該可取得適度平衡。因此，不會有過度反應的情緒，也能適度表達自己的想法，同理感受對方的心情。

上述左右腦運作方式的不同，在一歲左右的階段已可看見。不過，這種差異並非就此固定，人人都可透過成長過程中的體驗、訓練或日常生活改變。換句話說，個案也可在諮商師的帶領下反思過去，進行自律訓練，藉此保持看待事物時的均衡觀點，養成避免反應過度的能力。

此外，前扣帶皮質位於情緒中樞杏仁核與掌握理智的前額葉皮質之間，銜接了這兩塊區域。前扣帶皮層是與同情共感、掌控情緒及注意力有密切關係的部位，人若受到心理創傷，前扣帶皮層的運作就會產生異常，遭受刺激時容易出現過度反應，產生情緒不穩定、同理心減弱和注意力不集中等情形。

3 如何鍛鍊均衡的認知

過度反應不但無法解決問題，反而會讓事情變得更複雜。為了不要反應過度，必須鍛鍊前額葉皮質及前扣帶皮層，使其維持均衡運作。以下是幾種有效的訓練。

①反思、自省的訓練。
②脫離自我觀點，從別的角度檢視事態的訓練。
③站在對方立場思考的訓練。

和重訓健身一樣，累積不斷地訓練，就能鍛鍊出均衡看待事態的能力。

這次要進行的，是擺脫自己的執著，以更宏觀的視野看待眼前事物的訓練。

進行這個訓練有各種方式，請選擇自己想使用的方式進行。

「上帝視角」訓練

①請說出（或寫下）一件曾讓你不高興或生氣的事（包括導火線、事件本身、你的感覺和反應）。

②請想像上帝從遙遠的天上看著這件事。上帝對所有人一視同仁，沒有偏愛，是公平且中立的存在。到這邊可以嗎？

接著，請你把自己當成上帝，說出（或寫下）〇〇（你的名字）所發生的那件事。

提到自己時，也要像上帝提到一樣，直接以「〇〇」稱呼。

③請說出（或寫下）你察覺了什麼，感受到什麼或有什麼發現。

「外星人視角」訓練

①請想出一件曾讓你不高興或生氣的事。請大致說明（或寫下）那是什麼事（包括導火線、事件本身、你的感覺和反應）。

②請想像其他星球上的人用高性能望遠鏡從頭到尾目睹了這件事。或者想像外星人從UFO上觀察了這件事。以外星人的觀點說明（或寫下）這件事的始末。提到自己時，也請稱呼為「那個男（女）地球人○○」或「地球上的那個男人（女人）○○」。

③請說出（或寫下）你感受到什麼或察覺到什麼。

「作家視角」訓練

作家或劇作家不管看到任何事，都會從故事或戲劇情節是否有趣的角度看，嘗試將事件融入作品。他們除了具備出場角色的觀點，也會將視野拉大，同時以上帝視角或戲劇製作人的觀點看待事物。

很多作家會把自己的痛苦體驗或悲慘遭遇當成作品的題材，藉此獲得讀者共鳴。愈是痛苦的體驗或愈無情的打擊，愈有化為故事情節的價值。從這個角度來看，可說一百八十度翻轉了對事情的看法，不管遇到再悲慘的遭遇，都能想成「獲得好題材」。

事實上，像是赫曼・赫塞（Hermann Hesse）和安德列・紀德（André Paul Guillaume Gide），許多小說家都會將每天生活中發生的事寫成日記或文章，並活用於作品內。

進行這個訓練時，就把自己當成作家或劇作家，把發生的事想成即將運用在小說或戲劇場景上的題材，練習講述某一段情節、某一幕場景或將其寫成文章。為了讓情節更高潮迭起，不妨加入一些事前設定。比方說主角的名字，如果是女人就叫莎拉，男人就叫塞德里克之類的，當然也可以為其他喜歡的出場角色取名字。

如果覺得每次重新設定很麻煩，可以每次都用同樣的出場角色，寫成每次發生不同事件的「系列作品」。

舉例來說，主角的設定可以是「在學校被霸凌，父母漠不關心，內心受創，將自己封閉起來，心地善良的小姑娘莎拉」，或「老實單純，只因為做事笨拙不懂要領，不受上司理解，在公司裡過得很痛苦的主角賽德里克」等等。然後，將自己最近發生過的事當作發生在主角身上的事，說成（寫成）故事。接著，讓故事逐漸開展，創作出主角如何克服考驗的內容。希望盡可能避免悲劇收場（例如絕望的主角最後死去或向對方復仇等），不過，為了克服考驗，也有可能必須以悲劇收場，請以自己想表現的方式為優先。

①請想出一件曾讓你不高興或生氣的事。大致說明（或寫下）那是什麼事（包括導火線、事件本身、你的感覺和反應）。

②把那件事當作發生在主角莎拉（或賽德里克）身上的事，試著像說故事或描述戲劇場景那樣說明（或寫下）。主角有什麼樣的遭遇，主角和對手角色的性格如何，出現哪些場景，將這些設定好再講述（或寫下）會比較容易。

③請試著將故事發展下去，完成一篇「主角克服了考驗」的作品。

④請說明你從過程中感受到什麼，有什麼發現。

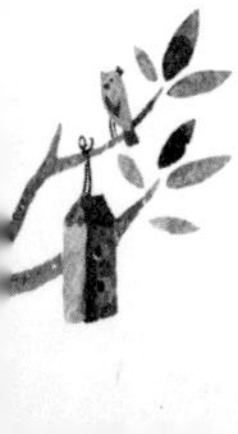

回家作業1

從這次舉出的練習方式中，試著以過去沒用過的方式試試看。

回家作業2

一天做一件原本嫌麻煩或不想做的事。記錄下你做了什麼，有什麼感受。

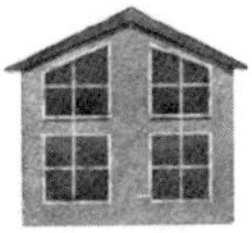

最終檢查／初期導入階段

請回答以下問題，檢查是否已完全學會第一階段「初期導入階段」的內容。若能流暢回答，實踐的課題也都達成，就代表這一階段已可結束。如果沒有充分達成，就回到第一次進行的內容重新學習，反覆練習。欲速則不達，重要的是確實做到每一件事，落實每一項學習內容。

①請說明認知、情感與行為之間的關係。情感動搖或受傷時，該如何處理？你曾實際上處理過幾次這種情形嗎？

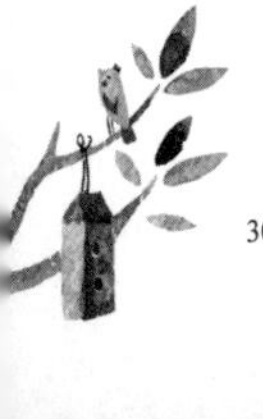

②請說明什麼是依戀，什麼是矛盾型依戀。矛盾型依戀有什麼特徵？你曾經在哪些實際發生過的情況下，注意到自己有矛盾型依戀的傾向嗎？

③請說明什麼是兩極化認知。為什麼兩極化認知不但不會帶來幸福，反而會造成不幸呢？你曾經在哪些實際發生過的情況下，自覺產生了兩極化認知嗎？

④想克服矛盾型依戀或兩極化認知該怎麼做才好？只是一點點也沒關係，你曾實際執行過嗎？

⑤是否已著手去做麻煩的事或日常瑣事了呢？做這些事的意義是什麼？

初期訓練階段之後的療程

第六次之後的療程概要，請參照以下表格。可配合每個人的進度和課題彈性調整，重要的是反覆做好基本練習與回家作業。

初期訓練階段

第六次	心理諮商	·關於不愉快、痛苦、不開心的事 ·關於討厭或抗拒的反應 ①提高反思自省能力的兩種練習	反思 正念覺察	回家作業 ①練習找出讓你覺得「討厭！」的導火線 ②練習做家事和運動
追加諮商	心理諮商	①擺脫負面情緒與有氣無力狀態的練習	反思 正念覺察	回家作業 ①練習做一件覺得麻煩的事

第七次	心理諮商	・感覺不愉快或痛苦時的處理方式 ①選擇自己想用的練習法	反思 正念覺察	回家作業 ①練習克服不愉快、痛苦或不開心的事 ②練習做一件覺得麻煩的事
第八次	心理諮商	・練習提高正面情感	反思 正念覺察	回家作業 ①練習找好處 ②練習和對方交換立場思考
第九次	心理諮商	・心理教育 ・提高反思自省能力 ・擺脫「困住自己的執著」	反思 正念覺察	回家作業 ①練習提高反思自省的能力

第十次	心理諮商	・落實執行技巧（1） ①練習提高反思自省能力 ②練習和對方交換立場思考	反思 正念覺察	回家作業 ①練習對人和善
第十一次	心理諮商	・落實執行技巧（2）	反思 正念覺察	回家作業 ①練習找好處
第十二次	心理諮商	・落實執行技巧（3） ①練習懺悔 ②練習感謝	反思 正念覺察	回家作業 ①練習和對方交換立場思考

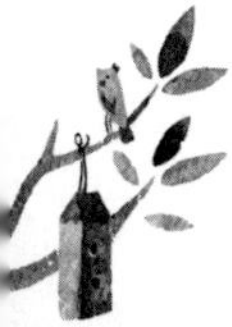

中期訓練階段				
第十三次	心理諮商	・安全堡壘的條件 ・心理教育：如何成為安全堡壘 ①練習成為安全堡壘	反思 正念覺察	回家作業 ①練習成為安全堡壘 ②練習做家事或運動
第十四次	心理諮商	・擺脫「應該如何」的思考，培養溫柔坦率的心 ①練習坦率	反思 正念覺察	回家作業 ①練習坦率

第十五次	心理諮商	・看父母心情或臉色 ①回顧父母如何在心理上掌控自己 ②練習反思與父母的關係	反思 正念覺察	回家作業 ①寫下與父母的關係中哪些事與心理掌控有關 ②練習做家事或運動
追加諮商	心理諮商	・罪惡感的支配與克服 ①練習克服罪惡感	反思 正念覺察	回家作業 ①練習找好處
第十六次	心理諮商	・如何獲得安全穩定的依戀 ・心理教育：親子之間的依戀關係，伴侶之間的依戀關係 ①思考為何無法成為安全堡壘	反思 正念覺察	回家作業 ①思考家人或身邊重要的人的依戀類型（家族分析） ②練習成為安全堡壘或練習對人和善

第十七次	心理諮商	・家族分析	反思 正念覺察	回家作業 ①製作家族史年表與解說 ②練習對人和善
第十八次	心理諮商	・家族史分析	反思 正念覺察	回家作業 ①寫信說出無法對家人說的真心話
第十九次	心理諮商	①內觀練習 ・父母（伴侶）為你做的事 ・你為父母（伴侶）做的事	反思 正念覺察	回家作業（下列任選一） ①練習與家人聯絡 ②練習為家人付出 ③練習對人和善

第二十次	心理諮商	①練習善用自己的強項	反思 正念覺察	回家作業 ①實踐自己的強項
追加諮商	心理諮商	①練習建立對未來的計畫	反思 正念覺察	回家作業 ①實踐自己的強項
第二十一次	心理諮商	・我的故事（1）	反思 正念覺察	回家作業 ①寫下自己的故事

第二十二次	心理諮商	・我的故事（2） ①練習接受自己	反思 正念覺察	回家作業 ①寫下曾經非常受傷或非常悲傷的事
第二十三次	心理諮商	①練習原諒	反思 正念覺察	回家作業 ①中期訓練階段

後續實踐階段				
剛開始可以較短週期展開後續實踐，之後漸漸拉長。配合日常生活中遇到的問題或尚未解決的課題，持續進行練習。				
最後一次	心理諮商	①練習察覺與下定決心	反思 正念覺察	慶祝療程結束
追加諮商 1	・若個案有焦慮、恐慌或閃回症狀，可加入呼吸法或接地法（Grounding）的指導			
追加諮商 2	・若個案受到心理創傷影響，情緒難以控制，可同時使用各種創傷照護			

注：必須先完成專門研習才能適當使用本療程。禁止將本療程用於營利目的或未經許可擅自使用。

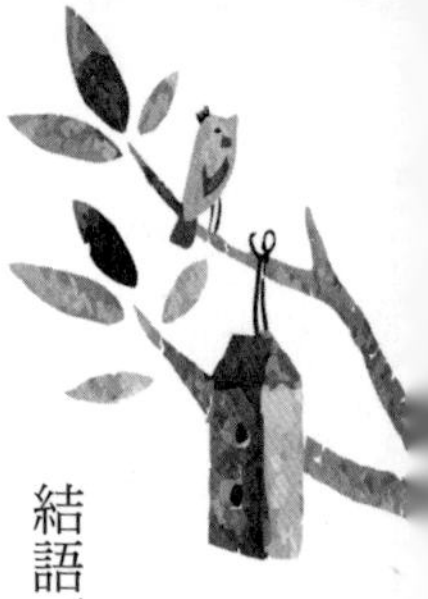

結語／

醫學觀點能夠拯救你嗎？

醫學觀點無法說明的部分，或許正是超越藥效的康復主因之一，這是長久以來一直存在的說法。即使用藥治療，出人意料的是，病患對醫師或醫院的信賴及從中獲得的安心感，往往能發揮不遜於藥物的治療作用。醫術即仁術，這句話說明了，比起藥物的效果，醫病之間產生的信賴感與安心感，更能帶來真正的療效。奠基於實證醫學的現代醫學卻不太重視醫病關係，有時甚至極力排除，只注重藥物的效果。

藥物的治療效果，由統計學上的審查來判斷。即使是對你無效的藥，只要對其他大多數人有效，就會判定為具有療效的藥物。這就是科學的手法。藥物只是碰巧對你無效，而你只是數千、數萬名病患中的一名。就算這數千、數萬分之一人受副作用所苦，甚至在無法痊癒的絕望中死去，只要能在其他幾成的病患身上看到療效，在醫學上就是「正確的治療法」。

然而，你是獨一無二的存在，你的人生只有一次。對你來說，那就是只會帶來痛苦且無效的治療。

問題是，到了這個地步，醫學觀點已不會對你做出任何回應。你的治療就此打住，不再繼續往前。不僅如此，醫院還會「好心」宣佈你剩下多少日子可活。事實上，醫療對存活機率的宣判經常失準，令人不免懷疑醫學真的是為救人而存在的嗎？

相較之下，依戀原本就是與獨一無二存在之間的特別關係。以依戀觀點為基礎的治療，正是依據這特別的牽絆力量帶來康復。依戀療法甚至超越了醫學觀點上的康復機率，即使面對醫學尚未確立有效療法的病狀，依戀療法也能加以改善。就算在醫學上沒有幫助，至少為當事人的靈魂帶來存在意義，守護當事人的尊嚴直到最後，可說是最能挽救重要事物的方法。

人與人，人與社會之間原本具有自然療癒的機制，但這機制正在逐漸崩壞，做為機制基礎的依戀瀕臨毀壞危機。這說明了依戀問題對我們而言是最急迫的

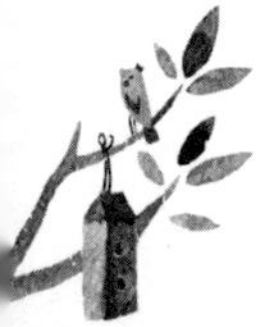

課題。

在這樣的現狀下，為了應對不斷爆發的問題，將依戀放入醫學視野已是不可或缺的做法。同時，這也能帶來非常好的效果。

本書介紹的觀念與做法皆非紙上談兵，事實上，那不但出於每日的實踐，並且是在沒有其他治療方式的絕望狀況中找到的活路。但願更多人能知道這套方法，從中獲得提示，突破眼前陷入膠著的考驗。

最後，請容我由衷感謝始終耐心等待原稿，提供協助的 KADOKAWA 編輯部天野智子小姐。眼看這個歷年罕見的寒冬也將過去，這本書問世時，想必櫻花已捎來問候的消息。

國家圖書館出版品預行編目資料

依戀，情感關係的溫柔解方：情感支持 & 建立安全感，超越醫學觀點的復原之路 / 岡田尊司著 ; 邱香凝譯 . -- 初版 . -- 臺北市 : 日月文化 , 2021.6
328 面 ; 14.7*21 公分 . --（大好時光 ; 44）
ISBN 978-986-248-975-8（平裝）
1. 心靈療法 2. 心理治療
418.98 110005748

大好時光 44

依戀，情感關係的溫柔解方

情感支持 & 建立安全感，超越醫學觀點的復原之路

愛着アプローチ　医学モデルを超える新しい回復法

作　　者：岡田尊司
譯　　者：邱香凝
主　　編：俞聖柔
校　　對：俞聖柔、張召儀
封面設計：高小茲
美術設計：LittleWork 編輯設計室

發 行 人：洪祺祥
副總經理：洪偉傑
副總編輯：謝美玲
法律顧問：建大法律事務所
財務顧問：高威會計師事務所
出　　版：日月文化出版股份有限公司
製　　作：大好書屋
地　　址：台北市信義路三段 151 號 8 樓
電　　話：(02)2708-5509　傳　　真：(02)2708-6157
客服信箱：service@heliopolis.com.tw
網　　址：www.heliopolis.com.tw
郵撥帳號：19716071 日月文化出版股份有限公司

總 經 銷：聯合發行股份有限公司
電　　話：(02)2917-8022　傳　　真：(02)2915-7212
印　　刷：禾耕彩色印刷事業有限公司
初　　版：2021 年 6 月
定　　價：350 元
I S B N：978-986-248-975-8

生命，因閱讀而大好